Klaus Oberbeil

Fit mit 100

Sämtliche Empfehlungen, Ratschläge, Tipps und Vorschläge in diesem Buch wollen nicht den Rat oder die Empfehlung einer Ärztin oder eines Arztes bzw. einer im Gesundheitswesen professionell tätigen Person oder Behörde ersetzen. Sie sind nur als Information gedacht und ersetzen in keinem Fall medizinische Konsultation.

FIT MIT 100

4. Auflage 2013

ISBN 978-3-927372-93-1

Umschlaggestaltung und Motiv:
Hauptmann & Kompanie Werbeagentur, Zürich
Satz/Repro/Herstellung: Fotosatz Kretschmann GmbH, Bad Aibling
Druck und Bindung: Florjancic/Slowenien
Fotos: Pixmac, Fotolia, Oberbeil, Kretschmann

Klaus Oberbeil

Fit mit 100

Jung bleiben,
länger leben

systemed Verlag, Lünen

INHALT

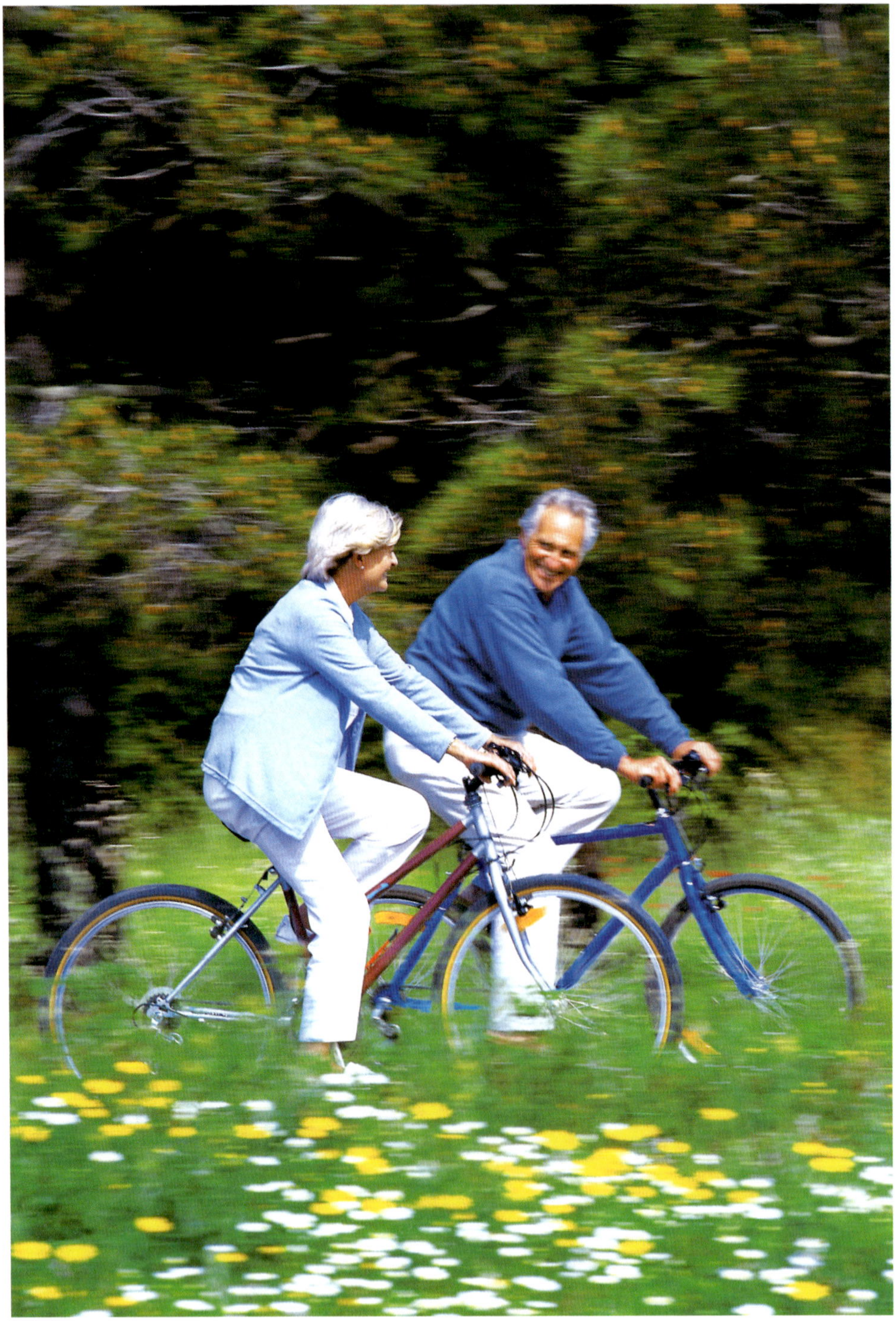

Vorwort

Wenn bei den Hunzas im Karakorum-Tal im Himalaya jemand mit 80 Jahren stirbt, mag es schon mal heißen: „Der arme Mann, so jung musste er unsere Welt verlassen." Dort werden die Menschen nicht selten 120 Jahre alt oder älter. Sie halten sich nämlich in ihrer Lebensweise instinktiv an eherne genetische Regeln der Natur, für die es kein Altern gibt, auch keinen Zeitbegriff, weder Kalender, Küchenuhr oder Sekundenzeiger. Tiere in freier Natur bleiben bis an ihr Lebensende jung, die Körperzellen eines alten Kängurus oder einer alten Amsel erweisen sich unterm Mikroskop ebenso unversehrt wie die Zellen eines Jungtiers. Der Sterbeprozess vollzieht sich erst in den letzten Stunden eines langen, jugendlichen, vitalen Lebens. Genauso sollte es auch bei uns Menschen sein.

„Wer mit 50 Jahren aussieht wie 50, ist selbst schuld", sagen moderne Biophysiologen. „Mit 50 Jahren aussehen wie 35, ist überhaupt kein Problem". Entscheidend dabei ist einzig und allein der Zustand unserer rund 70 Billionen Körperzellen. Dem Altersprozess unterworfen ist nicht der Gesamtaufbau unseres Körpers aus Skelett, Muskeln, Sehnen, Kreislauf, Organen, Haut oder Nervensystem, sondern stets nur die einzelne Zelle als Grundbaustein unseres Organismus. Wir müssen demnach lediglich dafür Sorge tragen, dass unsere Zellen gut genährt und durch ein kräftiges Immunsystem geschützt sind. Dann können wir hundert Jahre alt oder noch älter werden.

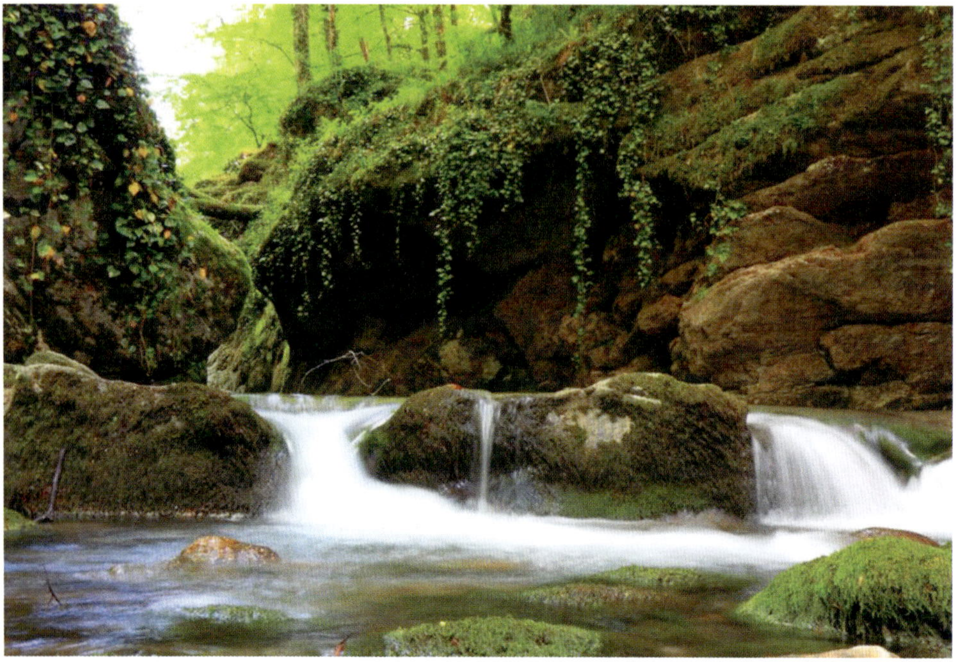

Das Prinzip lautet: die Altersuhr stoppen und womöglich zurückdrehen, alles was alt macht meiden, und alles was jung erhält unterstützen. Dann regenerieren und verjüngen sich Zellen in den Gelenken, im Gehirn, in Gefäßwänden, Muskeln, im Bindegewebe oder im Nervensystem. Schon nach wenigen Wochen oder gar Tagen fühlen wir uns jünger, optimistischer. Überflüssige Schwabbelpfunde schmelzen ab, die Stoffwechselrate steigt, unsere Augen gewinnen an Sehschärfe, Muskelverspannungen im Rücken lösen sich, unsere rund 300 Milliarden Nervenzellen sind wieder leistungsfähiger.

Dieses völlig neuartige Ratgeberbuch erläutert die Zusammenhänge und Mechanismen des Älterwerdens. Es bietet komplette, leicht verständliche Anwendungsprogramme zum Jüngerwerden, für ein neues, glückliches und beschwerdefreies Leben.

Das Geheimnis eines langen Lebens

Vor rund vier Milliarden Jahren war die Erde noch ein öder und wenig einladender Planet, erst allmählich entstand unter dem Einfluss von Sauerstoff und Sonne aquatisches Leben in Ozeanen, Amöben und Einzeller, später Plankton und Algen, ehe sich im Laufe der Jahrmillionen größere Pflanzen und Lebewesen entwickelten. Sie alle entstanden aus dem Urbaustein allen Lebens, der Zelle, die sich in Hunderten von Millionen Jahren kaum verändert hat: Eine öligfeuchte Membran schützt und umschließt ein wassergefülltes Zellgebilde, das so genannte Zytoplasma, in dem die aktiven Organellen schweben, lediglich durch ein filigranes Eiweißgerüst festgehalten. Im Zentrum der Zelle sitzt der Zellkern, der die Chromosomen und Gene beherbergt, die unsere Erbanlagen enthalten und jede noch so geringfügige Regung in unserem Stoffwechsel beherrschen und steuern. Zellen von Pflanzen und jene von Tieren und Menschen ähneln sich in diesem Aufbau, seit den Einzellern vor Milliarden Jahren hat sich an diesem Urprinzip nicht viel geändert.

Die Natur wünscht sich unter allen Umständen kräftige Pflanzen und Lebewesen, denn nur so kann kerngesundes Erbgut auf nachfolgende Generationen übertragen werden. Deshalb hilft die Natur auch tatkräftig mit, uns jung und gesund zu erhalten. Jede Schwächung aber (etwa als Folge ungesunder Ernährung) verfolgt sie unnachgiebig. Ihr Postulat: Jugendlich-gesunde Pflanzen und Lebewesen sollen sich entfalten, alles Kränkliche hingegen getilgt werden. Daraus formt sich die jeweilige Prognose für das Lebensalter. In bestimmten Regionen der Erde, so etwa beim Hunza-Bergvolk im Karakorum-Gebirge Pakistans, im Kaukasus oder auch auf Okinawa oder in Anden-Hochtälern leben Menschen 120 Jahre lang oder länger, weil ihre Körperzellen durch ein perfektes Immunsystem gepanzert sind und außerdem reichlich mit Leben verlängernden Biostoffen gefüttert werden.

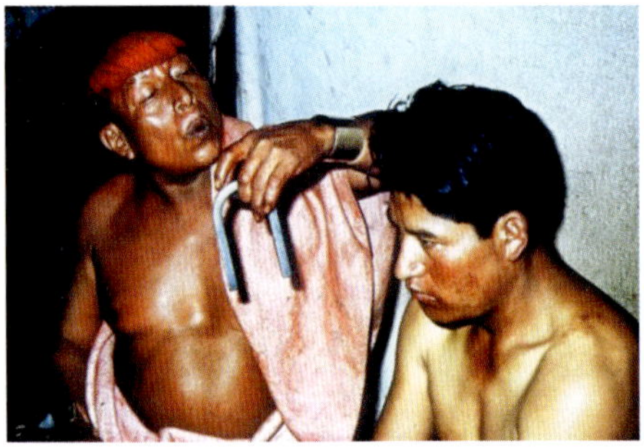

Von Naturvölkern lernen

Im Kaukasus leben die gesündesten Menschen der Welt, im Vilcabamba-Tal in den Anden werden Menschen unvorstellbar alt, bei den Hunzas im Himalaya-Gebiet sind Diabetes, Krebs oder Asthma unbekannt. In Okinawa in Japan gibt es mehr Hundertjährige als sonstwo auf der Welt. In all diesen Regionen sind 90-jährige Männer und Frauen meist gesünder und vitaler als 40- oder 50-Jährige bei uns in Deutschland. Interessante Erkenntnis moderner Bio-Science-Wissenschaftler: „Alte Menschen altern langsamer", erklärt Dr. Howard Getz vom weltberühmten Human Nutrition Research Center on Aging der Tufts University in Boston (US-Staat Massachusetts). „Wer die Lebensphase zwischen 60 und 75 Jahren einigermaßen gesund überlebt, hat beste Chancen, hundert zu werden. Er oder sie muss nur dafür sorgen, dass sich im Gewebe nicht zuviel giftiger Stoffwechselmüll anreichert, dass sich Zellen nachts verjüngen können, dass die Blutzirkulation gut funktioniert und vor allem, dass aus dem Nahrungsbrei im Darm stets ausreichend Nährstoffe übers Blut zu den Körperzellen gelangen."

EIN LEBEN LANG JUNG & GESUND BLEIBEN

- *Das Erstaunliche an Menschen im Kaukasus, in den Anden, in Japan oder in Hochlagen des Himalaya-Gebiets liegt darin, dass sie nicht nur sehr lange leben, sondern meist vollkommen gesund sind. Wissenschaftliche Kriterien und Diagnose-Parameter zeigen oft nicht die geringsten Krankheitsbefunde.*
- *Puls und Blutdruck liegen im grünen Referenzbereich, Darmpassage und Verdauung sind normal, das Körpergewicht stabil, Lungen- und andere Organtätigkeit ohne Befunde, Blutzuckerwerte stets optimal, ebenso Cholesterin- und Blutfettkonzentrationen.*
- *Das Haarwachstum ist normal, mit jugendlich hohem Melanin-Anteil, also den farbspendenden Pigmenten, Spliss ist unbekannt, Fingernägel wachsen, ohne brüchig zu werden oder bei der kleinsten Tätigkeit im Haushalt abzubrechen.*
- *Dr. Getz: „Verblüffend ist die offensichtlich hohe Syntheserate von Neurotransmittern in Gehirn und Nervensystem.“ Dabei handelt es sich um stimmungsaufhellende Glückshormone wie Noradrenalin, Dopamin und Serotonin.*
- *Serotonin ist Rohstoff für das „Sandmännchen-Hormon“ Melatonin, die Menschen in den Paradiesen der Hundertjährigen produzieren sehr viel davon, benötigen deshalb keine Schlaftabletten, um in den erlösenden Traum zu sinken. Schlaf ist unabdingbare Voraussetzung für die nächtliche Verjüngung von Bindegewebe und anderen Zellstrukturen.*
- *Der hohe Ausstoß aus „Glücksproteinen“ über die milliardenfach vernetzten Synapsen der Neuronen hilft mit, dass es bei den Hunzas und vielen anderen Naturvölkern kaum oder gar keinen Zank gibt. Dr. Getz: „Man kann dort monatelang leben, ohne ein einziges böses Wort zu hören. Die Menschen sind kinderlieb und lachen viel.“*

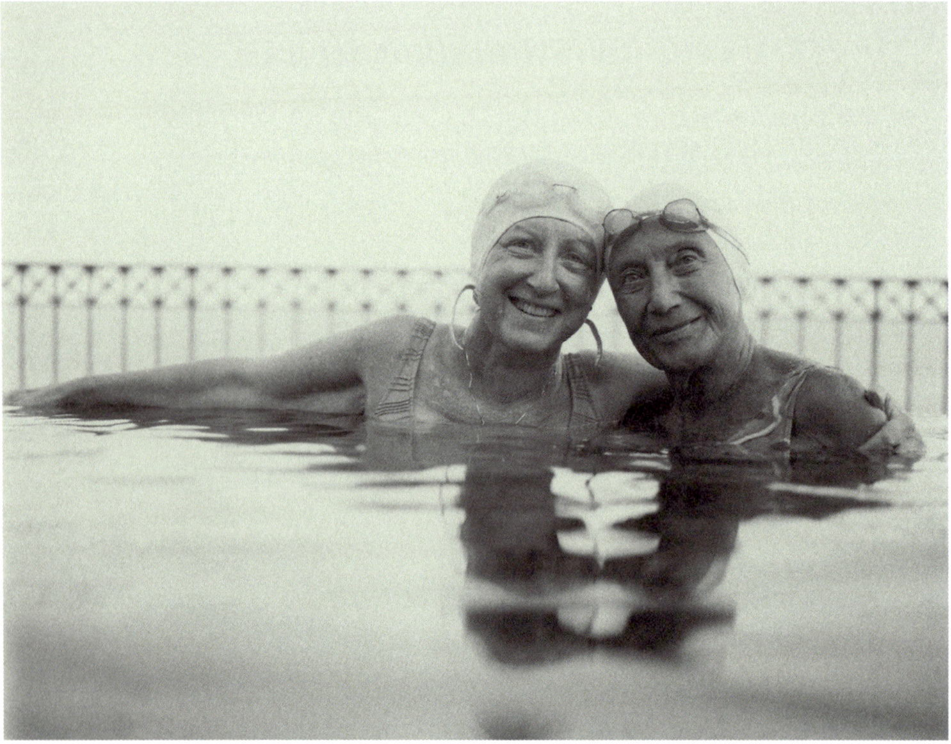

Die Heimat der Hundertjährigen

Okinawa

Die Blutgefäße der Hundertjährigen auf dieser nur etwa 150 Kilometer von Taiwan entfernt gelegenen japanischen Inselgruppe altern Jahrzehnte lang nicht oder kaum, zeigen weder Spuren von Verkalkung, arteriosklerotischen Plaques, Hinweise auf Diabetes oder andere Alterssymptome, wie sie für uns Mitteleuropäer typisch sind. Krebs und Demenzerscheinungen sind weitgehend unbekannt.

Die Ernährung dieser Insulaner ist vorbildlich, richtet sich nach traditionellen Gepflogenheiten. Die Menschen essen kaum Fleisch, wenig Fisch, dafür viel Gemüse und Sojaprodukte wie Tofu, das ebenso reich an Proteinen ist wie ein Filetsteak, dafür aber viel mehr Biostoffe wie Vitamine oder hochwertige Fettsäuren enthält und dabei auch noch leichter verdaulich ist. Dr. Getz: „Die Menschen dort verzehren stets nur so viel, dass sie sich zu drei Vierteln satt fühlen. Dieser Brauch wird dort als Hara Hachi Bu bezeichnet. Ganz klar, dass Übergewicht oder Fettleibigkeit auf Okinawa Fremdwörter sind."

Wissenschaftler sind auch immer wieder überrascht darüber, dass es auf Okinawa kaum entzündlich bedingte Allergien oder Autoimmunerkrankungen gibt, wie etwa Neurodermitis, Lupus oder Morbus Crohn. Der Kardiologe und Altersforscher Professor Makoto Suzuki der Universität Okinawa, sowie die US-Biophysiologen Bradley und Craig Willcox machen dafür einen genetischen Schutzpanzer verantwortlich, der sich in diesen Hundertjährigen aufbaut. Eine Rolle spielt dabei das Altersgen auf Chromosom 6 unserer Erbanlagen, das wichtige Strukturen unseres Immunsystems kontrolliert, nämlich das so genannte Leukozyten-Antigen-System (HLA-System). Untersuchungen ergaben, dass bei den Hundertjährigen von Okinawa diese Zellschutzmechanismen stark ausgeprägt sind. Lesen Sie später noch mehr über die faszinierenden genetischen Zusammenhänge des Jungbleibens.

Hunzas

Auch bei den extrem langlebigen Bewohnern der Karakorum-Region sieht man keinen übergewichtigen Menschen. Sie behalten bis an ihr Lebensende ihr Idealgewicht, ähnlich übrigens wie alle Tiere in freier Natur. Als dort einmal eine britische Reisegruppe mit einer etwas dicklichen Dame eintraf, wurde diese bestaunt wie ein Weltwunder. Das Hunza-Tal mit seinen 30.000 Bewohnern liegt in 3.000 Meter Höhe im äußersten Norden Indiens, nahe der Grenze zu Kaschmir, China und Afghanistan. Charakteristisch für die Hunzas ist ihre Gelassenheit und Heiterkeit, sie gelten als das fröhlichste Volk der Erde. Im Alter von 100 Jahren sind sie in ihrem Land alles andere als alt, tatsächlich entwickeln sie ihre körperliche und intellektuelle Reife erst spät, mit 70 oder gar 80 Jahren. Aus ihren Überlieferungen geht hervor, dass manche Hunzas das biblische Alter von 145 Jahren erreichten.

Nach ihrem äußeren Erscheinungsbild wirken 80jährige Hunza-Frauen wie 40jährige Mitteleuropäerinnen. Ihr Bindegewebe ist fest und stark, speziell das Kollagen der Dermis, der unter der Oberhaut gelegenen Hautschicht. Viele Hunza-Männer werden noch im Alter von 90 Jahren Vater. Aus gegenseitiger liebevoller Zuneigung entwickeln sich Erotik und Libido, auch bei älteren Frauen. Bezeichnend ist, dass Hunzas ganz allgemein ihr Leben lang jung und jugendlich bleiben. Diese Tatsache verdanken sie zum großen Teil ihrer einzigartig gesunden Ernährung.

ERNÄHRUNG: VON HUNZAS LERNEN

- *Hunzas leben weitgehend vegetarisch, Fleisch macht – so der pakistanische Physiologe Dr. Magsood Ali – nur etwa ein Prozent ihrer Kost aus. Hauptnahrungsmittel sind Buchweizen, Gerste, Weizen, Samen, Kerne, Grüngemüse, Hülsenfrüchte sowie Wurzelgemüse, also z. B. Rüben, Kartoffeln, Karotten oder Radieschen. Statt fettem Käse gibt es Magerkäse und Joghurt.*
- *Hunzas essen nur zweimal am Tag, ihre erste und Hauptmahlzeit um 12 Uhr mittags, obwohl sie morgens sehr früh aufstehen. Dies mag überraschen, denn bei uns gilt der Grundsatz, dass die erste Tagesmahlzeit, also das Frühstück, möglichst reichhaltig sein soll. Die Bewohner dieses Hochtals arbeiten meist den ganzen Vormittag mit leerem Magen.*

- *Dieses erstaunliche Volk isst niemals nur zum Vergnügen, so wie wir Mitteleuropäer, für die eine Mahlzeit am besten auch gleich ein Gaumenfest sein soll. Fleisch gibt es oft nur einmal im Monat, die Portionen sind klein, etwa 70 bis 80 Gramm Ziegenfleisch oder Geflügel. Das Fleisch wird klein geschnitten und lange gekaut.*
- *Die Nahrung ist vollkommen naturbelassen, ohne jegliche chemische Zusätze. In den Gärten dürfen keine Pestizide oder andere Toxine versprüht werden. Der so genannte Mir, die Befehlsgewalt der Hunzas, lehnte die Aufforderung pakistanischer Behörden ab, ihre außerordentlich reichen Obstgärten mit Unkraut- und Insektenvernichtungsmitteln zu besprühen. Stattdessen verwenden die Hunzas im Kampf gegen Insekten, Bakterien, Pilze oder andere Mikroben eine Mischung aus Wasser und Asche, die ebenso gut oder auf Dauer wirksamer ist als die bei uns verwendeten Chemiegifte.*
- *Auf dem Speiseplan stehen Buchweizen, Weizen, Hirse, Gerste, Kartoffeln, Grüngemüse, Hülsenfrüchte, Karotten und reichlich Obst: Äpfel, Birnen, Pfirsiche, Beeren (speziell Brombeeren), sowie Aprikosen, denen die Hunzas wegen des enthaltenen Reichtums an Karotenen ein so unvergleichlich robustes Immunsystem verdanken. Snacks gegen den kleinen Hunger zwischendurch sind Mandeln, Wal- und Haselnüsse und vor allem Aprikosenkerne, die zerkaut werden und dabei einen unvorstellbaren Schatz an Vitaminen, Enzymen, Hormonen, Pflanzenschutzstoffen und Arzneimitteln aus der Apotheke der Natur freisetzen. Milch, Buttermilch und magerer Käse runden die Liste gesunder Nahrungsmittel ab. Bei den Hunzas gibt es fast täglich Joghurt, der für eine kerngesunde Darmbakterienflora sorgt. Bei uns Mitteleuropäern ist die Darmflora hingegen oft durch zuviel Süßigkeiten und helle Mehlprodukte gestört und Ausgangspunkt vieler Beschwerden und Krankheiten.*
- *Nach Ansicht von Wissenschaftlern verdanken die Hunzas ihre Langlebigkeit weniger den Lebensmitteln, die sie verzehren, als den Nahrungsmitteln, die sie nicht essen.*

Obwohl die Nächte im Karakorum kalt sind und Menschen dort nur auf Matten schlafen, gibt es kaum Erkältungen. Der Anteil an gesättigten Fettsäuren in der Ernährung beträgt nur etwa zwei Prozent von jener, die wir uns täglich zuführen. Deshalb werden keine Triglyzeride ins Fettgewebe an Bauch, Hüften oder Oberschenkeln eingebaut. Fettmoleküle werden unverzüglich zu Energie verheizt, weil sich Hunzas in ihrem bergigen Gelände relativ viel bewegen. Hunzas gehen täglich mindestens zehn Kilometer, sie praktizieren Yoga und Entspannungsübungen. Ähnlich wie Tiere in freier Natur opfern sie kein Molekül Energie für Dinge, die nicht positiv zur Bewältigung des Alltags beitragen.

Hunzas unterbrechen ihre Tagesarbeit durch kurze Phasen von Meditation und Entspannung, in denen sie sich regenerieren. Dabei sprechen oder unterhalten sie sich nicht, sondern richten ihre Sinne in die Tiefen ihres inneren Bewusstseins. Sie leben stets im Hier und Jetzt, machen sich keine Sorgen um den nächsten Tag.

Vilcabamba

Diese Stadt und Region liegt im Süden Perus, sie war einst letztes Rückzugsgebiet der Inkas, ist eine weitere Heimat hundertjähriger Menschen auf der Erde. Dr. Richard Mazess, Professor für Gerontologie an der Universität von Wisconsin (USA): „Achtzigjährige Frauen haben dort Knochen wie Teenager. Das Geheimnis liegt in dem unvergleichlichen Reichtum an Mineralstoffen im Wasser dieses Hochtals. Wenn wir möglichst lange jung, vital und geistig fit bleiben wollen, sollten wir dem Vorbild dieser Eingeborenen Perus folgen".

Dr. Morton Walker, ebenfalls US-Wissenschaftler, entnahm Einwohnern von Vilcabamba Haarproben und ließ sie in einem Labor in Kalifornien untersuchen. Das Resultat: Der Mineraliengehalt

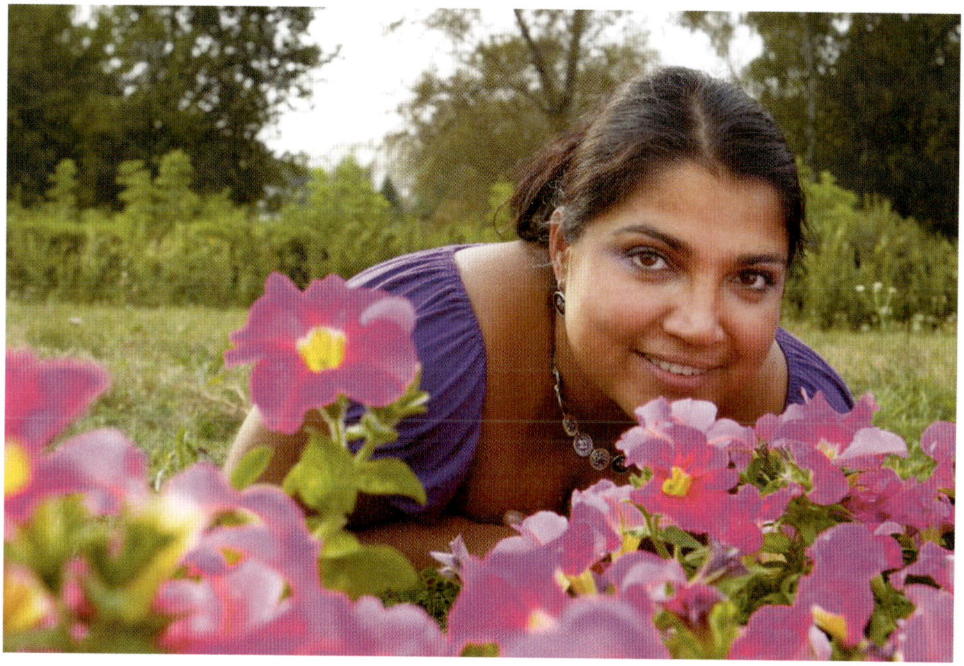

in Knochen, Blut und Gewebe war verblüffend hoch, er entsprach weitgehend der Konzentration an Spurenelementen und Makromineralien im Wasser dieses peruanischen Hochtals. Dies betraf vor allem das Verhältnis dieser Stoffe zueinander, so z. B. der so genannten Ratio zwischen Kalzium, Magnesium und Mangan. Dr. Walker: „Mangan und Magnesium sorgen dafür, dass die Knochen weniger oder kein Kalzium verlieren, Erklärung dafür, dass Osteoporose in diesem Teil der Welt unbekannt ist. Der Mineralstoffreichtum sorgt auch dafür, dass sich Kalzium nicht im Blut mit ranzigem Cholesterin und anderen Schlacken an Gefäßwände anheftet – oft Ursache für eine sich entwickelnde Arteriosklerose."

In Vilcabamba heilen Knochenbrüche bis zu acht Mal schneller als in verschiedenen Regionen der westlichen Welt. Das Wasser ist sehr nährstoffreich, der Boden in diesem 3.000 Meter hohen Hügelland der Anden üppig bedeckt mit Gras und anderen Pflanzen, die sprießen, absterben, wiederum Teil dieses floralen Bewuchses werden und dabei das abfließende Regenwasser filtern und mit Spurenelementen und Mineralien anreichern. Der Reichtum an Biostoffen gelangt dann unmittelbar in die Nahrungskette, bis hin in die Lebensmittel der Vilcabamba-Bewohner. Die Berg-Tundra Vilcabambas liefert nach Meinung von Wissenschaftlern das therapeutisch wirkungsvollste Wasser der Erde.

Abchasien

Zu den Regionen, in denen die gesündesten Menschen der Welt leben, zählt auch Abchasien im Kaukasus am Schwarzen Meer. Biowissenschaftler sind immer wieder erstaunt darüber, wie viele über hundertjährige Männer und Frauen hier leben – und vor allem auch, wie jugendlich sie dabei geblieben sind. Davon kann sich jeder Besucher überzeugen: Man begegnet Menschen, deren Alter man auf höchstens vierzig schätzt, die aber weit über achtzig sind.

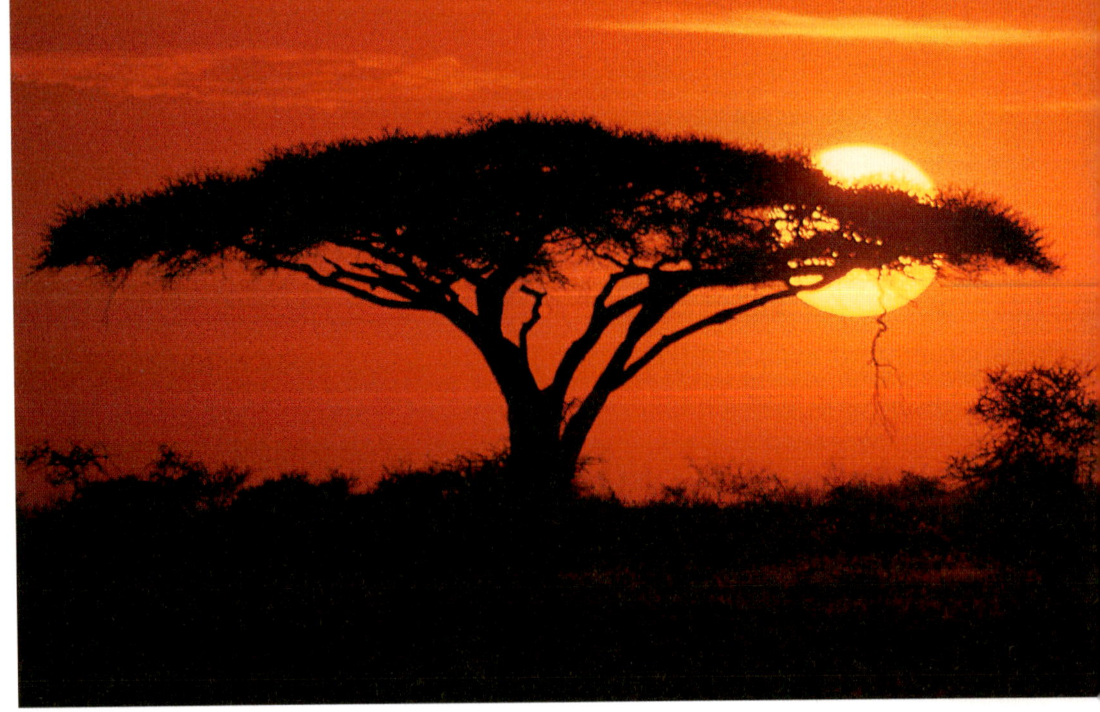

Dr. Alexander Leaf, renommierter Gerontologe der Harvard-Universität in Boston (US-Staat Massachusetts), nahm dies zum Anlass für eine wissenschaftliche Untersuchung. Er entnahm Abchasiern Blut- und Gewebeproben, untersuchte Puls, Blutdruck, Blutzucker, Cholesterin- und Blutfettwerte, Körpergewicht, Organleistung und mentale Verfassung. Laut Dr. G.Z. Pitzkhelaur, Direktor des Gerontologischen Zentrums von Georgien, leben in Abchasien 5.000 Männer und Frauen, die älter als 100 Jahre sind. Hundertjährige machen drei Prozent der Gesamtpopulation aus.

Ihre Langlebigkeit verdanken die Abchasier nach Meinung von Experten dem hohen Anteil an Joghurt, Kefir und Buttermilch in ihrer Nahrung, sowie dem Grundsatz: „Ohne Ruhephasen kann man nicht arbeiten. Und ohne Arbeit bringen Ruhephasen keinen Nutzen." Ernährung ist – ähnlich wie bei den Hunzas, in Vilcabamba oder auch in Okinawa – das Geheimnis der Langlebigkeit. Die Kost ist arm an gesättigten Fettsäuren, es kommt nur Magerkäse auf den Tisch, der Gesamtfettanteil in der täglichen Kost übersteigt selten 50 Gramm. Im Gegensatz zu unserer Nahrung mit einem täglichen Fettkonsum von bis zu 300 Gramm oder weit mehr.

Der US-Gerontologe Dr. Edgar Cayce widmete sich mit großer Neugierde dem Phänomen der Langlebigkeit in dieser Kaukasus-Republik. Sein Fazit: „Wenn man die Menschen dort sieht und ihre Lebensweise kennenlernt, wird klar, dass es bei entsprechender Ernährung und Lebensweise kein Problem darstellen dürfte, 120 Jahre alt oder noch älter zu werden. Selbst ein Alter von 150 Jahren ist – determiniert durch die genetische Veranlagung des Menschen – durchaus möglich. So gesehen ist es eigentlich unverständlich, dass unsere durchschnittliche Lebenserwartung bei lediglich 70 bis 80 Jahren liegt." In Abchasien lebte noch vor nicht allzu langer Zeit ein Mann namens Shirali Muslimov, dessen Eltern über 100 Jahre alt geworden waren. Muslimov heiratete im Alter von 110 Jahren seine dritte Frau und wurde 161 Jahre alt.

Wie Telomere unsere Lebensuhr steuern

Alles was auf Erden wächst und gedeiht, hat eine begrenzte Lebenserwartung. Die hat sich genetisch aus den Lebensumständen entwickelt, denen ein Fuchs, eine Schnecke, eine Buche oder eine Wasserlilie unterworfen sind. Deshalb wachsen Bäume buchstäblich nicht in den Himmel, für eine Forelle im sprudelnden Bergbach ist die biologische Uhr irgendwann abgelaufen. Bestimmte Lebensumstände aber ermöglichen ein längeres Dasein. So leben etwa Steinadler in freier Natur nur etwa zwanzig Jahre lang, im Zoo können sie 50 oder gar 60 Jahre alt werden, weil sie stressfrei leben, gut gefüttert, tierärztlich überwacht und keinen lebensbedrohlichen Witterungen ausgesetzt sind. Dasselbe gilt für andere Zoo- und auch Haustiere. Hummer haben eine Lebenserwartung von normalerweise 30 bis 40 Jahren, in den Wasserzoos von Novia

Scotia in Kanada aber werden sie bei liebevoller Betreuung bis zu 140 Jahre alt.

Interessanterweise werden diese Zehnfußkrebse mit zunehmendem Alter nicht hinfälliger, schwächer oder in irgendeiner anderen Weise leistungsschwächer. Untersuchungen haben ergeben, dass sie oft fruchtbarer sind als wesentlich jüngere Artgenossen. Verantwortlich dafür ist das Enzym Telomerase, das von ihrem Stoffwechsel in sehr hohem Maß produziert wird und das genetische Defekte im Zellkern immer wieder repariert. So kommt es zu einem steten Verjüngungsprozess. Die Telomerase sorgt dafür, dass sich „Lebensstäbchen", die Telomere, in den Zellen und Zellkernen nicht verkürzen. Damit ist die biologische Altersuhr gestoppt. US-Biophysiologen stellen sogar die Behauptung auf, dass Hummer unter Idealbedingungen 200 oder 300 Jahre lang leben können – ähnlich wie die gigantisch aufragenden Sequoia- oder Redwood-Bäume in kalifornischen Nationalparks, die bis zu 1.500 Jahre alt und dabei bis zu 120 Meter hoch werden. Eine entscheidende Rolle dabei spielen Telomere, die darüber entscheiden, wie lange man lebt und wie jung man bleibt. Diese geheimnisvollen Moleküle, die Hummer und Bäume so alt werden lassen, können auch uns zu einem langen, jugendlichen Leben verhelfen.

INTERESSANTES ÜBER TELOMERE

- Jeder Mensch verfügt in seinen Zellkernen über 23 Chromosomen-Paare. 23 dieser Erbträger stammen von der Mutter, 23 vom Vater. Je nach so genanntem Phänotyp prägen sich diese Chromsomen unterschiedlich aus, sorgen also z. B. dafür, dass man blonde Haare hat, hoch gewachsen oder eher kleinwüchsig ist, musisch oder intellektuell veranlagt ist usw.

- Die Enden dieser Chromosomen-Fadenmoleküle sind empfindlich, sie sind deshalb durch Kappen geschützt, ähnlich wie die Kunststoffhülsen von Schnürsenkeln an Schuhen.
- Chromosomen-Enden werden als Telomere bezeichnet, sie verkürzen sich bei jeder Zellteilung. Wenn diese Chromosomen-Enden im Laufe von Jahren oder Jahrzehnten auf ein bestimmtes Maß verkürzt werden, ist die Zelle unfähig, sich weiter zu teilen – und sie stirbt ab. Auf diese Weise wird die Lebenszeit der Zelle begrenzt. Ein Mangel oder auch ein Zuviel an Telomerase wird wissenschaftlich mit der Entstehung vieler Krankheiten in Verbindung gebracht, so z. B. auch mit Krebs.
- Das Enzym Telomerase ist ein Protein, das Verkürzungen rückgängig machen kann. Dies geschieht vorwiegend in der Nacht, also in der wichtigsten Erholungsphase. Zellen mit hohen Konzentrationen an diesen Verjüngungs-Enzymen können sich viel häufiger teilen – so, wie es etwa bei den Hunzas im Karakorum-Gebirge geschieht, deren Ernährungs und Lebensweise für eine höhere Synthese-Rate an Telomerase sorgt.
- Die US-Wissenschaftler Elizabeth Blackburn, Carol Greider und Jack Szostak erhielten 2009 für ihre Erkenntnisse über Telomere den Nobelpreis für Medizin. Anhaltender Stress, Schlafmangel und Fehlernährung lassen den außerordentlich fein abgestimmten Telomerase-Haushalt entgleisen. Erstes Warnzeichen: beunruhigend rasch auftretende Alterserscheinungen wie Faltenbildung, Haarausfall, Konzentrationsschwächen oder Nervosität.

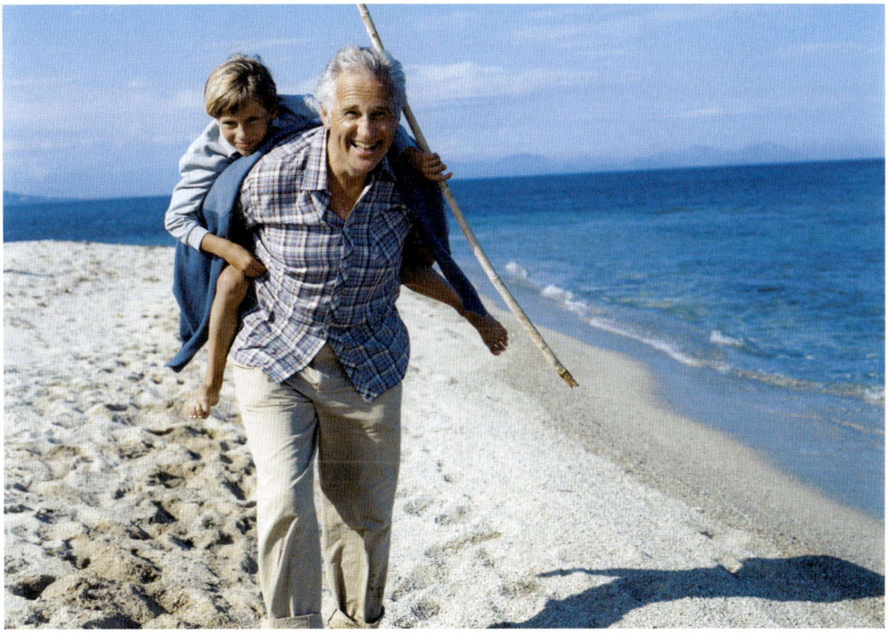

Lieber jung & gesund als alt & krank

In den vergangenen Jahrhunderten und Jahrzehnten ist die Lebenserwartung der Mitteleuropäer beträchtlich gestiegen. Das Max-Planck-Institut für demografische Forschung in Rostock ermittelte allein seit dem Jahr 1840 einen Anstieg um 40 Prozent. Seitdem stieg die Lebenserwartung pro Jahr um etwa einen Monat. Während Steinzeitmenschen – nach Ansicht von Anthropologen – nur etwa 35 bis gerade mal 40 Jahre alt wurden, waren 70- und 80-Jährige schon um das Jahr 1600 herum keine Seltenheit mehr. Inzwischen gibt es in Deutschland rund 6000 Menschen, die 100 Jahre und älter sind. In Einrichtungen des betreuten Wohnens, in Alten- und Pflegeheimen, registrieren Ärzte und Personal, dass das „Lebensflämmchen“ von Männern und Frauen, die 90 oder 95 Jahre alt sind, zwar auf kleiner Flamme, aber dennoch unvermindert gleichbleibend brennt.

Dr. Wayne Johnson, Geriatriker am National Institute of Health in Bethesda (US-Staat Maryland), einer der bedeutendsten Forschungsreinrichtungen der Welt, erklärt: „Selbstpflege und -betreuung fängt in den eigenen vier Wänden an. Hier gilt die Devise: gesund essen, ausreichend Ruhephasen, weniger Stress. Dann kann man noch im Alter von hundert oder mehr Jahren Freude am Leben haben und mit einer langen Lebensspanne rechnen." Die moderne Biophysiologie bietet für ein solches Leben ausreichend wissenschaftliche Verhaltensprogramme an. Sie erklärt uns genau – so Dr. Johnson – was wir tun müssen, um jung zu bleiben – und worauf wir verzichten sollten, damit wir nicht vorzeitig altern.

◆ ***Was uns alt macht***

- *Stress*
- *Immunschwäche*
- *Schlafmangel*
- *nährstoffarme Kost*
- *Sauerstoffmangel*

◆ ***Was uns jung erhält***

- *Nährstoffreiche, naturbelassene Kost*
- *Schlaf, Ruhephasen*
- *Bewegung*
- *Sauerstoff*

Lesen Sie über diese faszinierenden Zusammenhänge mehr in den folgenden Kapiteln dieses Buchs.

Unsere biologische Altersuhr

Sie guckt sich gewissermaßen genau an, was in unserem Organismus, in unseren Zellen so alles vor sich geht. Obwohl wir mit unseren 70 Billionen Körperzellen ein recht kompliziertes Gesamtgebilde darstellen, funktioniert das Älterwerden oder Jungbleiben doch nach erstaunlich simplen Mechanismen. Wir können dies täglich immer wieder an unserem äußeren Erscheinungsbild und unserer nervlichen Verfassung ablesen:

- *Abends, nach einem stressigen Arbeitstag, sehen wir meist müde und um Jahre gealtert aus.*
- *Es fällt uns zu diesem Zeitpunkt oft schwer, uns zu konzentrieren, wir sehnen uns nach der verdienten Nachtruhe in unserem geliebten Federbett. Tatsächlich hat in der zweiten Tageshälfte die biologische Altersuhr schneller getickt, ihre unsichtbaren Zeiger haben sich auf dem Zifferblatt des Lebens rascher abgedreht.*
- *Wenn wir dann morgens aufstehen und vor dem Badezimmerspiegel stehen, sehen wir meist verjüngt und erholt aus. Falten sind verschwunden, der Bauch straffer, die Körperhaltung hat sich gebessert. Nachts im Schlaf hat sich unsere Natur die verlorenen Jahre wieder zurückgeholt.*
- *Schon kurz nach dem Einschlafen bleibt die Altersuhr stehen, danach dreht sie sich unmerklich zurück. Es mag geschehen, dass wir tagsüber – biologisch gesehen – um drei oder vier Jahre altern, uns nachts im Schlaf wieder entsprechend verjüngen.*
- *Doch auch tagsüber steigt und sinkt unser biologisches Alter ständig, praktisch in jeder Tagesstunde, je nachdem, wie wir uns ernähren oder welchem Stress wir unterliegen. Wissen-*

schaftler können dies anhand von Gewebeproben unterm Mikroskop präzise feststellen. Zellen, die am frühen Vormittag noch intakt sind, sind am Nachmittag bereits vorzeitig gealtert, welk, ausgetrocknet, sie verlieren ihre Leistungsfähigkeit.

- *Um nach dem Vorbild der Hunzas in der Himalaya-Region lange jung zu bleiben, müssen wir lediglich dafür Sorge tragen, dass sich unsere innere, unsichtbare Lebensuhr nicht zu schnell dreht. Sondern, im Idealfall, wenig oder überhaupt nicht bewegt.*

Die Natur wünscht sich jugendliche, schlanke Menschen

Dabei unterstützt sie Verjüngungsprozesse ebenso wie Altersprozesse. Jegliche Schwächung in Zellkern, Zelle, Gewebe oder Stoffwechsel wird zum Anlass, den Organismus noch mehr zu schädigen – nach dem uralten Gesetz der Natur, dass stets nur gesundes Leben bestehen bleiben und kraftvolles Erbgut an nachfolgende Generationen weitervermittelt werden soll. Für dieses Steuern von Altersprozessen stehen der Natur seit Hunderten Millionen Jahren zwei Mechanismen zur Verfügung:
1) Die freien Radikalen, die von außen, oder auch von innen, aus dem Stoffwechsel, zerstörerisch in Zellen und Gewebe einwirken.
2) Der Zellkiller Homocystein, der im Stoffwechsel selbst entsteht.

Vor diesen beiden Altmachern müssen wir uns hüten, sie in Schach halten. Wie dies auf ganz einfache Weise funktioniert, können wir von Naturvölkern ebenso lernen wie von Tieren oder auch von Pflanzen.

FREIE RADIKALE: WENN IM HERBST DIE BLÄTTER FALLEN

- Dann liegt so ein Buchen- oder Eichenblatt auf dem Erdboden, noch halb grün, die andere Hälfte bereits braun und verwelkt. In dieser Hälfte des Blattes haben freie Radíkale bereits im Auftrag der Natur das Leben in den Pflanzenzellen zerstört. Wenn wir wenige Stunden später an dieser Stelle vorbeikommen, ist das ganz Blatt bereits verwelkt. Unter dem zerstörerischen Zugriff der freien Radikalen hat sich der Alters- und Sterbeprozess rapide beschleunigt.
- Freie Radikale entstehen und verblühen, sie leben nur wenige Sekunden lang, oft nur Zehntelsekunden, verrichten in dieser extrem kurzen Zeit aber ihr Zerstörungswerk in Zellen. Während überall in den Molekülen der Natur jeweils Elektronenpaare der Atome für Balance sorgen, verfügen freie Radikale nur über ein ungesättigtes Elektron, das für Unruhe sorgt. Es entreißt nämlich dem nächstbesten gesunden Gewebemolekül ein solches Elektron. Das auf diese Weise verletzte Molekül, z.B. in einer Herzmuskel- oder Bindegewebszelle, raubt daraufhin einem benachbarten Molekül das fehlende Elektron – dieser Vorgang setzt sich in einer Kettenreaktion so lange fort, bis es möglicherweise zum Zelltod kommt.
- Die gute Nachricht: freie Radikale greifen stets nur krankes Gewebe an. Gesunde Zellen lassen sie unberührt. Deshalb ist ein Immunpanzer für unsere Zellen so wichtig. Ein Beispiel: Die empfindlichen ungesättigten Fettsäuren in unseren Hautzellen oxidieren unter dem Einfluss freier Radikale rasch, wenn sie einer zu starken Sonnenstrahlung ausgesetzt sind. Dann altern sie innerhalb Stunden, die Haut wird trocken, rissig. Die Vitamine C und E aber schützen diese Zellen, machen sie immun gegen zerstörerische Fremdeinwirkungen. Sie stoppen Altersprozesse, halten jung.

- Weitere Abwehrsubstanzen gegen freie Radikale sind das Vitamin A und das Spurenelement Selen. Beide sind reichlich in gesunder, naturbelassener Kost enthalten. Grund genug also, alt machende Lebensmittel wie Fettes oder Süßes aus dem Speiseplan zu streichen und durch viel Obst, Gemüse und Vollkornprodukte zu ersetzen. Lesen Sie weiter hinten in diesem Buch mehr über Antioxidanzien, Immunsubstanzen, die freie Radikale neutralisieren und uns jung erhalten.

Die Rolle von Homocystein

Diese Substanz wird in unserem Organismus gebildet, sie versucht uns älter zu machen, unsere biologische Altersuhr voranzutreiben. Männer und Frauen, die vorzeitig altern, haben fast immer zuviel Homocystein in Blut und Gewebe. Unser Zellstoffwechsel kämpft gegen diese Eiweißmoleküle an. Ob er diesen andauernden Kampf gewinnt oder ihn verliert, entscheidet in hohem Maße darüber, wie alt wir uns fühlen. Neben den freien Radikalen ist Homocystein die zweite „Geheimwaffe", mit deren Hilfe die Natur unsere Altersvorgänge steuern kann. Wer ungesund lebt, den „bestraft" sie mit höheren Konzentrationen dieses Moleküls. Je höher die entsprechenden Blutwerte ansteigen, desto mehr häufen sich mentale und körperliche Befindlichkeitsstörungen oder Beschwerden. Dr. Luther Shaughnessy, Physiologe an der University of Southern California in La Jolla: „Rund 40 Prozent aller Patienten, die sich mit unklaren Befunden in Arztpraxen einfinden, haben zu hohe Homocystein-Werte. Diese Entgleisung wird fast nie erkannt, statt dessen werden Patienten wegen irgendwelcher Einzelsymptome mit Pillen behandelt."

Zur Erläuterung: In unserem Körper gibt es 20 verschiedene Eiweißbausteine, die Aminosäuren. Acht davon sind essenziell, dies bedeutet, dass wir sie unbedingt mit unserer Nahrung aufnehmen müssen. Aus diesen Bausteinen knüpfen so genannte Ribosomen, winzige Eiweißwerkstätten in Zellen, Stoffwechselproteine zusammen. Die Betriebsamkeit in diesen Ribosomen spielt eine bedeutende Rolle für unsere Jugendlichkeit. Immerhin verfügt ja jeder von uns über rund 70 Billionen Körperzellen, in jeder einzelnen Herzmuskelzelle eines gesunden Menschen arbeiten etwa 200.000 solcher Eiweißwerkstätten an der Produktion von verjüngenden Proteinen, insgesamt kommt es dabei pro Tag zu Trillionen Eiweißsynthesen in unserem Körper – eine unvorstellbar hohe Zahl. Proteine bestehen aus nur wenigen bis zu Tausenden Eiweißbausteinen. Wenn man jeder der 20 Aminosäuren eine Farbe zuordnet, kann man sich diese Zellmoleküle als bunte Perlenketten vorstellen. In den Farben Blau, Hellgrün, Pink oder Schwarz, die dann sehr eng zusammengefaltet und so für den Weitertransport in der Zelle vorbereitet werden.

METHIONIN: DAS SUPER-PROTEIN

- An der Spitze jedes Protein-Moleküls steht – als so genanntes Start-Kodon – der schwefelhaltige Eiweißbaustein Methionin, ähnlich einer Lokomotive vor einem langen Zug aus anderen Aminosäuren. Da kann man sich schon vorstellen, dass dieses Eiweiß für unsere Gesundheit besonders wichtig ist.
- Wenn wir eine Mahlzeit einnehmen, wird ein Teil des enthaltenen Methionins zunächst einmal in das schädliche Homocystein umgewandelt. Dieser Eiweißstoff muss danach wieder in das „gute“ Methionin zurückverwandelt

werden, damit er im Organismus keinen Schaden anrichtet. Je höher die entsprechenden Blutwerte sind, je mehr Homocystein also im Blutkreislauf zirkuliert, desto gefährlicher und bedrohlicher wird die Substanz, insbesondere in den Blutgefäßen. Das Problem: Homocystein-Moleküle sind scharf wie Rasierklingen, sie verletzen Innenwände von Adern, dann reichern sich in den Gefäßwunden ranziges Cholesterin oder unverwertbares Kalzium an – die Disposition für eine Arteriosklerose ist da.

- Wenn Methionin fehlt (weil es nicht ausreichend aus Homocystein zurückverwandelt wird), kommt es zu weiteren dramatischen Altersprozessen. Die Zellstoffwechselrate sinkt, was sich im ganzen Körper auswirkt, während sich gleichzeitig die Konzentrationen an dem „bösen" Homocystein bedrohlich erhöhen.
- Um aus Homocystein wieder Methionin zu machen, werden drei Vitamine benötigt: B_6, B_{12} und Folsäure, die wie drei hilfreiche „Musketiere" zusammenwirken. Menschen mit so genannter Hyperhomocysteinämie (zuviel Homocystein im Blut) haben fast immer signifikant erniedrigte Blut- und Gewebskonzentrationen an diesen drei Leben spendenden B-Vitaminen. Viele moderne Zellbiologen sind der Ansicht, dass dieses B-Trio generell so etwas wie unsere innere Altersuhr darstellt.
- Bestimmte, von diesen drei Vitalstoffen abhängige Enzyme bauen eine Methyl-Gruppe, ein winziges Molekülteilchen in das Homocystein-Molekül ein – schon ist das hilfreiche Methionin-Teilchen fertig. Dies geschieht meist schon nach einer einzigen sehr nährstoffreichen Mahlzeit, etwa aus Gemüse und Kartoffeln. Besonders gesund: Tofu, Nüsse, Samen, Kerne, Bananen, Hülsenfrüchte, Kohl, Grüngemüse und -salat, Milch, Käse und andere Milchprodukte sowie Sauerkraut.

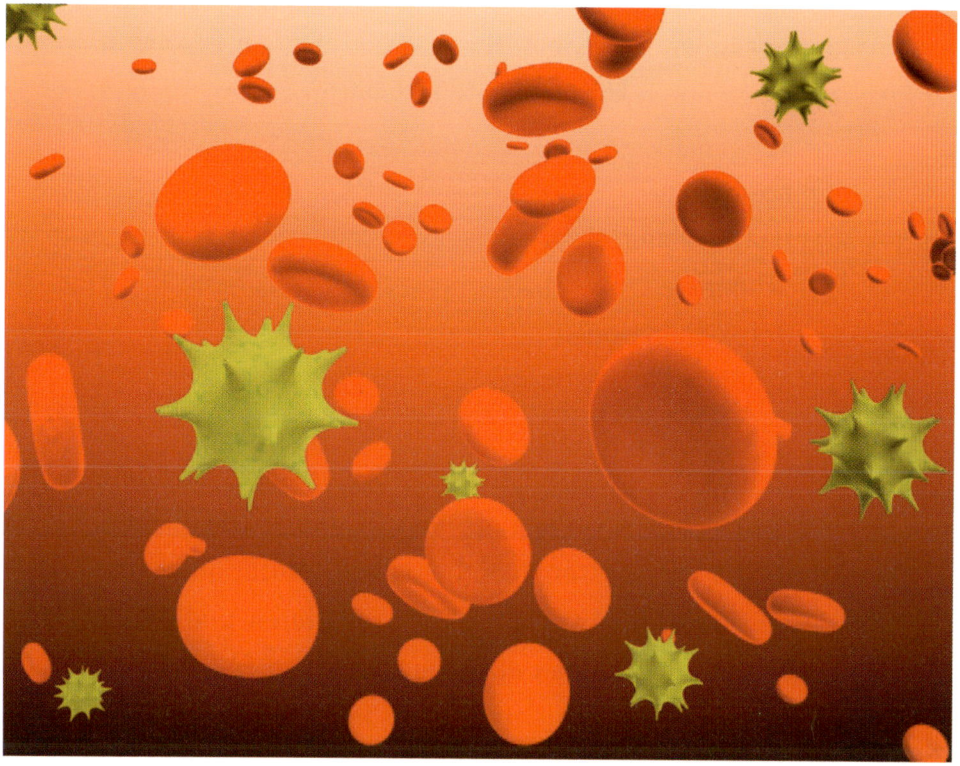

Wieder jünger werden mit Power-Genen

Es ist eigentlich recht traurig, dass wir mit unserer Ernährung und unserer Lebensweise gerade jene Gene in unseren Zellkernen schädigen, die uns jung erhalten. Als Folge davon kommt es zu oft unerklärlichen Altersprozessen. Viele Menschen kommen vor dem Badezimmerspiegel zu der fatalen Erkenntnis, das ihnen die Zeit regelrecht davonläuft: schlaffes Hals- und Bauchgewebe, Falten, Runzeln im Gesicht, Haarausfall, vorzeitig ergrautes Haar. Als Folge davon bemühen sich viele Männer und Frauen, derlei Alterserscheinungen durch körperfremde Hilfsmittel zu kaschieren:

- Kosmetika
- Haarfärbemittel
- Schminke
- Botox-Injektionen
- Schönheitsoperationen

Doch die Natur in uns lässt sich nicht überlisten. Stattdessen bietet sie uns weitaus sinnvollere Verjüngungsmittel praktisch zum Nulltarif an. Wir müssen lediglich durch Mutationen veränderte Sequenzen unserer „Altersuhr-Gene“ reparieren und Jugend-Gene neu aktivieren. Die prägen dann Duplikate von DNS-Teilen aus, der Desoxyribonukleinsäuren der Chromosomen, und versenden sie als so genannte Messenger-RNA durch unendlich feine Poren der Schutzhülle im Zellkern in das große wässrige Innere, das Zytoplasma der Zelle. Hier stimulieren sie innerhalb Sekunden frische Verjüngungsimpulse. Genau darin steckt das Geheimnis unserer Jugendlichkeit. Was die Hunzas oder die Hochtalbewohner Vilcabambas in Person demonstrieren, können Gen- und Zellforscher mit hochmodernen High-Tech-Analyse-Methoden jetzt wissenschaftlich entschlüsseln und erläutern.

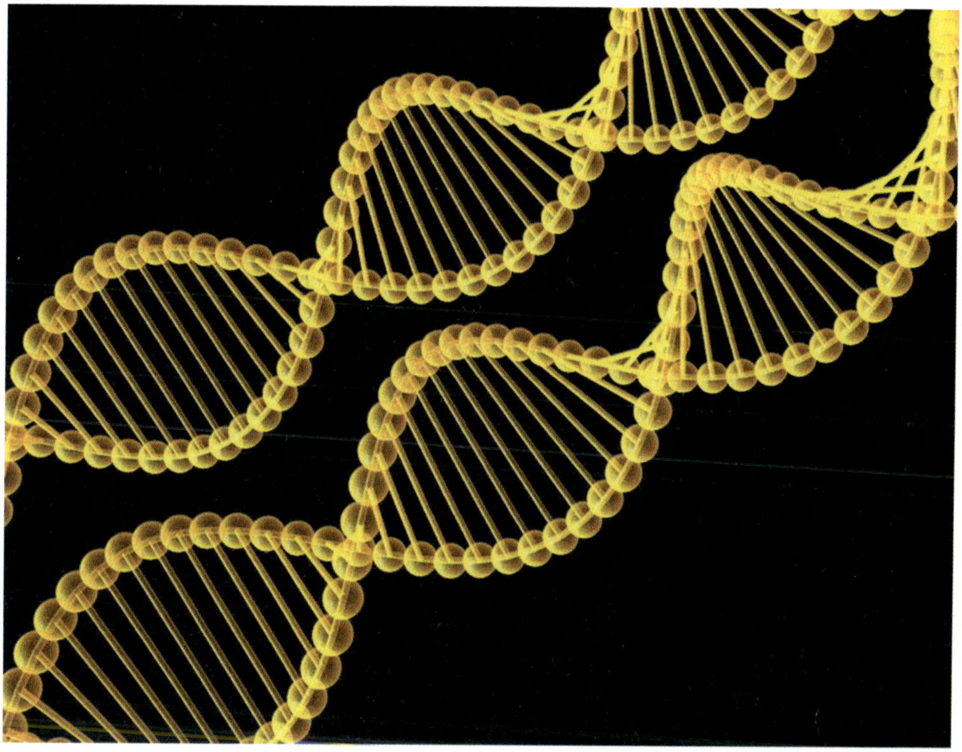

Die Verjüngungs-Gene der Hunzas

Irgendwelche Ursachen muss es ja wohl haben, dass Hunzas und andere Naturvölker bis in ihr hohes Lebensalter jung bleiben. „Früher lag die Lebenserwartung bei durchschnittlich 40 Jahren", sagen Gerontologen, „bedingt vor allem durch mangelnden Schutz gegen Kälte und andere Klimafaktoren. Wenn jahrelang Nässe, Kälte und Zugluft auf den Organismus einwirken, macht das Immunsystem irgendwann schlapp. Dann gewinnen Bakterien, Viren, Keime, Pilze und andere mikrobielle Krankheitserreger die Oberhand, schwächen Zellen, Gewebe und Lebensfähigkeit." Dank beheizbarer Räume, solider Kleidung, ausreichend Nahrung und einer exzellenten medizinischen Versorgung liegt unsere Lebenserwartung inzwischen bei rund 70 Jahren. „Die Frage lautet: Könnten wir nicht locker 100 Jahre oder älter werden, wenn wir Stress meiden, mehr schlafen und uns gesünder ernähren?" fragen sich Bio-Science-Experten. Die wissenschaftliche Antwort lautet: Durchaus. Bei entsprechender Ernährungs- und Lebensweise können wir unser Leben erstaunlich verlängern und dabei jung bleiben.

Einer dieser Fachleute ist Professor David A. Sinclair vom Institut für Langlebigkeit an der berühmten Harvard Medical School in Boston (US-Staat Massachusetts), einer der weltweit namhaftesten Gerontologen. Seine Einsichten in unsere Fähigkeit jung zu bleiben, demonstriert er an einem Vergleich mit Gebrauchtautos: „Herstellungsjahr und gefahrene Kilometer sagen bereits einiges über den Zustand des Fahrzeugs aus, so einem Auto sieht man sein Lebensalter meist schon an." Es rostet, Teile sind ausgeleiert, der Motor stottert, Türen schließen nicht mehr richtig. Professor Sinclair: „Auf uns Menschen lässt sich eine ähnliche Bewertung nicht ohne weiteres übertragen. Maschinen und Lebewesen unterscheiden sich in einem wesentlichen Punkt. Ein Auto kann den Verschleiß von Einzelteilen nicht selbst reparieren, Lebewesen hingegen können einer Überbeanspruchung und einem Verschleiß vorbeugen, sich dagegen wehren, entstandene Schäden reparieren und wiederherstellen."

Neue Erkenntnisse

Noch vor wenigen Jahren, so Professor Sinclair, waren Wissenschaftler der Meinung, dass Altersprozesse irreparabel sind, z. B. der Abbau an Gehirnmasse. Inzwischen hat sich die Erkenntnis durchgesetzt, dass „Alters-Gene" beeinflusst werden können, dass Zellen und Gewebe im Idealfall über Jahre oder Jahrzehnte hinweg überhaupt nicht altern. Dafür sorgt eine bestimmte Gen-Familie, die unter Stresseinflüssen wie Hitze, Nahrungs- oder Wassermangel Reparatursysteme im Körper aufrecht erhält, völlig unabhängig vom Alter der jeweiligen Person. Entscheidend ist es, diese „Überlebens-Gene“ zu kräftigen, anstatt sie zu schwächen. „In unseren beiden Labors“, so erklärt es uns Professor Sinclair, „konzentrieren wir uns auf das SIR2-Gen, das Tag und Nacht in den Chromosomen der Zellkerne für den Aufbau von Protein-Werkstätten codiert.“ Die Aktivität dieser Zellproteine entscheidet über unseren Zellstoffwechsel – und damit über unsere mentale und körperliche Leistungsfähigkeit.

DAS MYSTERIUM DER RIBOSOMEN

- *Das Hauptquartier unseres Stoffwechsels steckt in den Genen. Sie versenden Kommandosignale ans Innere der Zellen, das große so genannte Zytosol, in dem dann Ribosomen Zellproteine nach den Mustern der Gene herstellen.*
- *Ribosomen sind winzig wie Bakterien. Sie knüpfen Aminosäuren, also Eiweißbausteine, zu Zellproteinen zusammen. Je höher diese Syntheserate ist, desto besser und jünger fühlen wir uns.*
- *Eine gesunde Herzmuskelzelle enthält ca. 200.000 solcher Protein-Werkstätten. Bei Fehlernährung und mangelnder Bewegung sinkt diese Rate jedoch ab, auf vielleicht nur noch die Hälfte oder ein Viertel. Dann sinkt die Stoffwechselrate, und der oder die Betroffene fühlt such müde, neigt zu Übergewicht und Beschwerden.*
- *Bei den Hunzas, den Menschen von Vilcabamba, Abchasien oder Okinawa sowie bei allen Tieren in freier Natur funktionieren die Protein-Synthesen auf Hochtouren – mit Trillionen hergestellten Eiweißmolekülen pro Tag.*
- *Für Professor Sinclair ist dies der Hauptgrund, weshalb diese Männer und Frauen so alt werden und so lange jung bleiben.*

Die Erbanlagen, die Desoxyribonukleinsäure (DNS), werden im Zellkern in so genannten Histonen verpackt, deren Qualität durch bestimmte Molekülteile (die Acetyl-Gruppen) gefährdet ist. Bestimmte Proteine, die vom SIR2-Gen stimuliert werden, schützen die verpackte DNS, ein Vorgang, den Wissenschaftler als Gene Silencing bezeichnen, zu deutsch etwa Ruhigstellung. Offenbar werden dadurch Telomere, die Schutzkappen an Chromosomen, vor einem Abbau geschützt, die Lebensdauer der Chromosomen verlängert.

Kalorien reduzieren

Riesenschnitzel und übervolle Teller gibt es bei den Hunzas nicht. Sie essen sich nie total satt, nehmen generell nur etwa 70 oder 80 Prozent von den Nahrungsmengen auf, die sie von ihrem Hunger und Appetit her verkraften könnten. „Die meisten Krankheiten wie Krebs, Diabetes oder sogar neurodegenerative Erkrankungen sind vorprogrammiert", sagt Experte Sinclair. „Der Organismus ist mit Fett und anderen Nährsubstanzen überladen, er rekrutiert zu wenig Abwehrkräfte, quasi im Vertrauen auf sein angereichertes Potenzial an Biostoffen." Eine Kalorienrestriktion führt erstaunlicherweise – wie noch vor wenigen Jahren angenommen – nicht zu einem Absinken der Stoffwechselrate, sondern bringt den Stoffwechsel (und damit z. B. die Fettverbrennung) erst in Schwung. „Eine Reduzierung der Kalorienaufnahme ist ein biologischer Stressor", so erläutert es uns Professor Sinclair, „der Überlebenskräfte im Organismus erst so richtig anregt. Dies betrifft Abwehrmechanismen der Zellen, Zellreparaturen oder auch die Energieproduktion." Die Genforschung, und vor allem die Entdeckung des SIR2-Gens, stellen jetzt veraltete Einsichten in Altersprozesse auf den Kopf und eröffnen völlig neue Perspektiven für ein langes Jungbleiben.

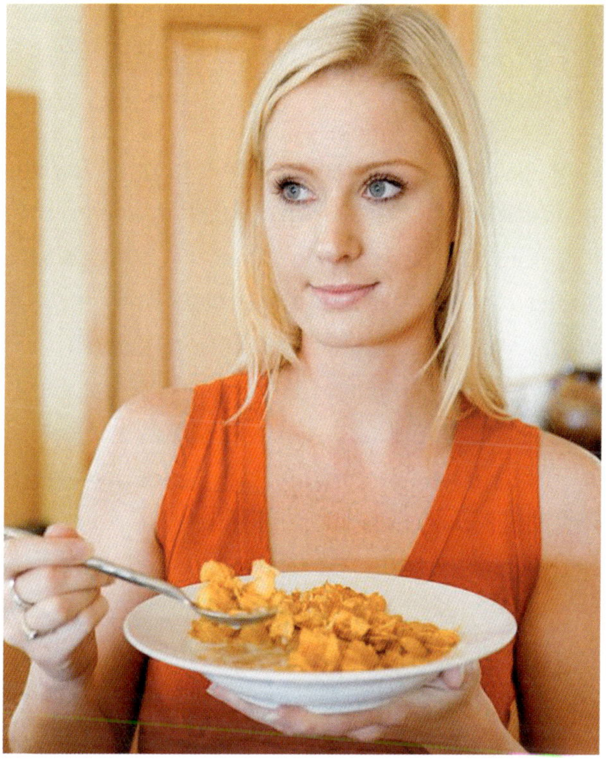

Chemische Reaktionen sind freilich versteckte und mitunter auch komplizierte Vorgänge. Wenn wir mitten unter dem Essen eine Mahlzeit abbrechen, von der wir gerade drei Viertel verzehrt haben, tun wir dies vielleicht zunächst nicht gern. Immerhin sieht der Rest an Kaiserschmarrn auf dem Teller verlockend aus, wir würden ihn schon noch ganz gern verzehren. Wenn wir den Teller beiseite schieben, hat dies freilich auch etwas Gutes. Professor Sinclair: „Zunächst wird ein vorgeschaltetes Gen mit der Bezeichnung PNC1 aktiv, das Nicotinamid aus den Zellen ausscheidet, ein kleines Molekül, das dem Vitamin B_3 sehr ähnelt. Nicotinamid unterdrückt das eigentliche Jung-Gen SIR2. Wenn dieses Molekül in Zellen ausgeschaltet wird, kann der Organismus demnach mehr SIR2 aktivieren, das die Lebensspanne verlängert. Kalorienreduktion kurbelt gleichzeitig die Energiegewinnung in Zellen an – als genetisches Instrument für die Lebenserhaltung."

IST SIR2 FÜR EIN LANGES LEBEN UNERLÄSSLICH?

- *Professor Sinclair antwortet auf diese Frage mit einem eindeutigen „Ja". Eine Radikaldiät mit Totalfasten ist allerdings nicht die optimale Lösung. Leichter Fastenstress hingegen führt selbst bei niedrigen Lebewesen wie Fliegen und sogar bei Pflanzen zur Ausschüttung so genannter Sirtuine, die SIR2-Gene aktivieren.*
- *Die erst vor kurzem entdeckten und SIR2-abhängigen Sirtuine kontrollieren in unserem Organismus das Altern, Stressfähigkeit, Zelltod sowie ein optimales Funktionieren der Gene. Entschlüsselt wurden die Sirtuine von Professor Lenny Guarente vom weltberühmten Massachusetts Institute of Technology (MIT) in Boston (USA).*
- *Wir Menschen und auch die Säugetiere verfügen über sieben solcher Sirtuine (SIR 1-7), die ganz entscheidend unsere Altersprozesse bestimmen, weil sie tief in den Stoffwechsel der Zellkerne, des Zytoplasmas (des großen Zellinnern) sowie der Mitochondrien eingreifen, in denen Zellenergie erzeugt wird.*
- *Pflanzen synthetisieren 18 verschiedene Substanzen, die unter Stress Sirtuine aktivieren, so z. B. das kleine Molekül Resveratrol, das reich im Rotwein enthalten ist. Im Tierversuch wurde bereits nachgewiesen, dass Resveratrol bei Mäusen das Altern von Muskeln stoppt und Herzinsuffizienzen vorbeugen kann. Professor Sinclair: „Wenn Fruchtfliegen mit Resveratrol gefüttert werden, leben sie länger. Wenn ihre Kalorienaufnahme gedrosselt wird, steigt ihre Lebenserwartung weiter an."*
- *Für den Menschen gibt es noch keine eindeutige therapeutische Empfehlung. Bekannt ist allerdings seit langem, dass Rotwein Herz und Kreislauf stärken kann. Offenbar werden jetzt die entsprechenden genetischen Zusammenhänge enträtselt.*

Jung bleiben bedeutet schlank bleiben

Für Dr. Pere Puigserver von der renommierten Johns Hopkins University School of Medicine in Baltimore (US-Staat Maryland), eine weitere Koryphäe in der internationalen Altersforschung, hängt die Wirksamkeit der Sirtuine und der SIR-Gene mit dem Kohlenhydratstoffwechsel zusammen: „Eine neue Erkenntnis mag sein, dass Menschen und Säugetiere hormonell und unbewusst den Energiebestand registrieren, den sie in Fettzellen gespeichert haben. Diese so genannten Adipozyten verschicken Hormonsignale, die überall im Körper aufgenommen werden. Wenn sich Fettzellen entleeren, wird die Botschaft übermittelt, dass Energiereserven zur Neige gehen. Bei kalorienreduzierter Nahrung kommt es dann zu Schutzmaßnahmen der Zellen. Die Aktivität der SIR-Gene steigt an, und es wird mehr Speicherfett an Blutbahnen zur Verbrennung abgegeben. Wir nehmen jetzt an, dass SIR-Gene genau die Bestandteile der Nahrung registrieren und anhand dieser Werte die Fettkonzentrationen in Adipozyten festlegen."

Ein erneuter Beweis also wieder dafür, wie effizient die Natur arbeitet. SIR-Gene und Sirtuine werden auf diese Weise zum Schlüssel ins Reich der Langlebigkeit, das Geheimnis der Hunzas und anderer Naturvölker ist enträtselt. Faktoren, die das Leben verkürzen, sind demnach

- überkalorische Ernährung
- Mangel an Bewegungsstress.

Verlängert wird die Lebensspanne hingegen durch

- unterkalorische Ernährung
- körperlichen Stress.

Bei diesen Mechanismen wirkt ein ganzes „Orchester" an Hormonen, Nervenpeptiden und anderen körpereigenen Substanzen mit, so z. B. insbesondere der Insulin-like Growth Factor (IGF-1), sowie die beiden Gegenspieler unter den Bauchspeicheldrüsenhormonen Insulin und Glukagon. Professor Sinclair: „Tausende Jahre lang haben Menschen versucht, ihre Lebensspanne zu verlängern, den Jungbrunnen zu finden. Jetzt scheint sich herauszustellen, dass Alters- und Verjüngungsprozesse primär von einer Handvoll Genen und genähnlichen Proteinen bestimmt werden. Bis ins Einzelne sind die Zusammenhänge noch nicht geklärt, wir wissen inzwischen jedoch, dass Gene der SIR-Familie auch in anderen Lebewesen Altersprozesse bestimmen, so etwa in Hefen, Bakterien, Würmern oder Fliegen."

Jung & dynamisch mit IGF1

Morgens froh aufwachen und dem beginnenden Tag mit Power und Optimismus begegnen – dies können wir von den Hunzas lernen. Wissenschaftler erklären uns die Mechanismen. Eine ganz wesentliche Rolle bei der Ausprägung der SIR-Gene spielt dabei das Wachstumshormon, der vielleicht bedeutendste Schlank- und Jungmacher der Natur seit vielen Millionen Jahren. Ein Mangel bedeutet Unlust, Verzagtheit, defensives Verhalten in Stresssituationen, depressive Verstimmungen und Übergewicht. Das „Hunza-Peptid" IGF1 ist für die körpereigene Synthese bzw. Wirksamkeit von Wachstumshormon unverzichtbar.

INTERESSANTES ÜBER DAS WACHSTUMSHORMON

- *Unsere nur etwa kirschkerngroße Hirnanhangdrüse, die Hypophyse, beginnt etwa 70 Minuten nach dem Einschlafen mit der Produktion von Wachstumshormon. Dieses Protein ist groß und sperrig, es besteht aus 189 Aminosäuren, die kleine, tüchtige Drüse synthetisiert in den Nachtstunden Billiarden dieser Hormonmoleküle. Sie strömen im Blut aus, öffnen Fettzellen, befreien die darin gespeicherten Triglyzeride, die danach in anderen Körperzellen zu Energie verheizt werden. Diesem Vorgang verdanken unsere Kinder und auch die Tiere in freier Natur, dass sie morgens schlank und energiegeladen aufwachen.*
- *Da wird schon klar, dass die Hirnanhangdrüse viele Eiweißbausteine benötigt. Hunzas, oder auch die Abchasier oder die Menschen in Okinawa, beziehen sie aus ihrer natürlichen Nahrung. Vitamin C (in frischem Obst und Gemüse) ist als Enzymspender bei der Produktion von Wachstumshormon ebenfalls unverzichtbar. Das Vitamin wird schon im Magen benötigt, um Belegzellen der Magenschleimhäute zur Abgabe von Salzsäure zu stimulieren – Voraussetzung für eine perfekte Vorverdauung von eiweißreicher Kost. Deshalb essen die Hunzas zu jeder Mahlzeit etwas säuerliches Obst, wobei meist schon ein halber Apfel oder eine Aprikose genügt.*
- *Dadurch wird die Hirnanhangdrüse mit Vitamin C und Aminosäuren gefüllert, sie kann dann nachts viel verjüngendes Wachstumshormon synthetisieren. Weil dieses Hormon für die Regeneration unseres Gewebes so wichtig ist, verwundert es nicht, dass die kleine Drüse von allen Teilen im Körper die höchsten Vitamin C-Konzentrationen aufweist.*
- *Wer nachts viel Wachstumshormon produziert, freut sich morgens über sein Spiegelbild. Ein Defizit lässt uns alt, schwächlich, welk und müde erscheinen. Eines der Geheimnisse der Hunzas liegt in ihrer weitgehend vegetarischen Ernährung. Pflanzliches Eiweiß wird bis zu 60 Mal schneller abgebaut und verwertet als etwa die Proteine in einem zähen Bissen Schweineschnitzel.*

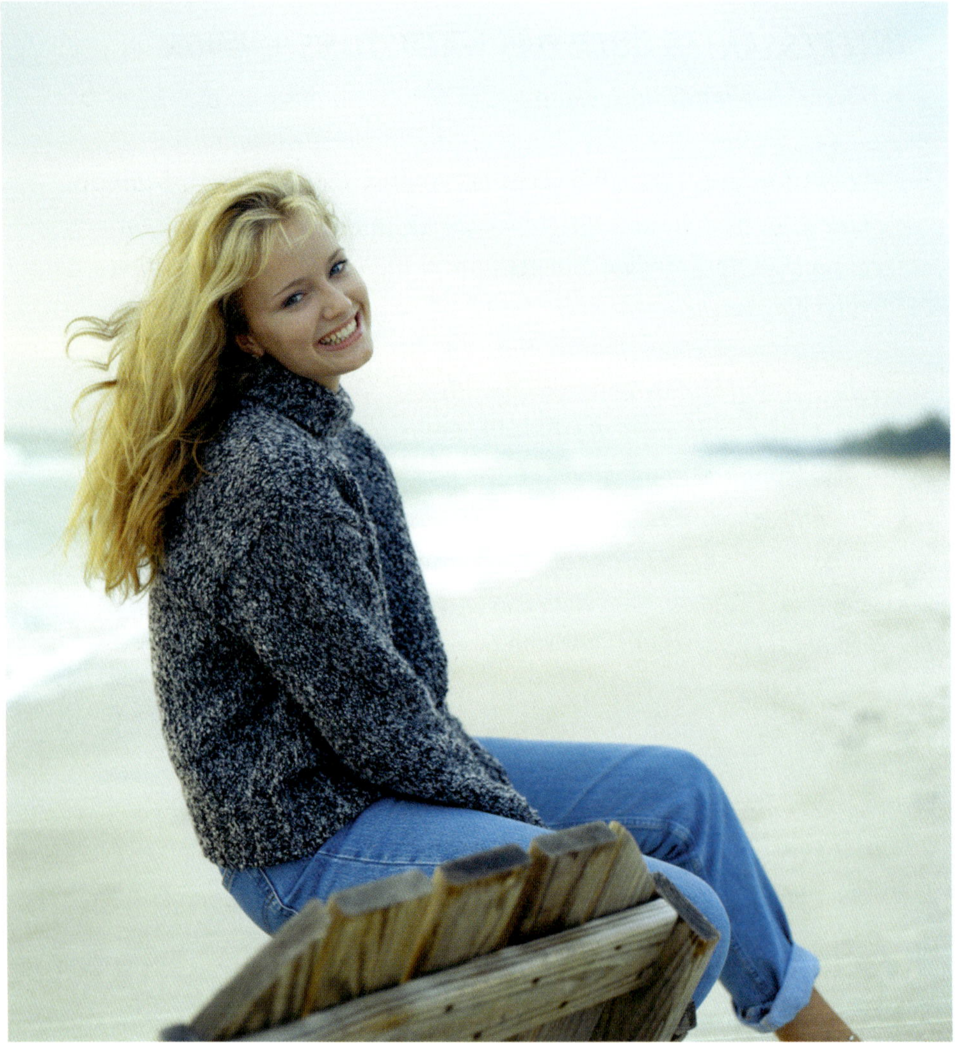

Jungbrunnen der Hunzas

Das Peptid IGF1 ist die eigentliche von den SIR-Genen beherrschte Schaltstelle für Verjüngungsprozesse. Wenn sich Wachstumshormonmoleküle an ihre Rezeptoren an Zellen anbinden, kommt es zu einem stürmischen Ausstoß von IGF1, das die Bildung z. B. von Muskel- oder Bindegewebszellen anregt. In modernen Fitnessstudios wird käufliches IGF1 deshalb viel für den Muskelaufbau angewendet, obwohl man es aus gesunder Nahrung viel billiger und effektvoller gewinnt. IGF1 und Wachstumshormon wirken im Körper zusammen für eine positive Eiweißbalance, nach neuesten wissenschaftlichen Erkenntnissen spielt IGF1 dabei die Schlüsselrolle. IGF1 hilft vor allem beim Eiweißtransport in Zellen und beugt dem Eiweißabbau aus Zellen vor.

Interessanterweise funktioniert dieser Mechanismus bei bereits gesättigten Menschen nicht. Mit anderen Worten: Wer gerade eine fette Pizza verzehrt hat, wird keinen gewebsaufbauenden Effekt erzielen. Hingegen ist eine leicht kalorienreduzierte Diät – wie sie von den Hunzas und anderen Naturvölkern praktiziert wird – Voraussetzung für gemeinsame verjüngende Mechanismen von Wachstumshormon und IGF1. Dies widerspricht völlig der gemeinhin westlichen Vorstellung, dass stark wird, wer viel und gut isst. Offenbar wird eher derjenige stark, der stets nur drei Viertel von dem isst, was er verzehren müsste, um satt zu werden. Dafür spricht auch die Tatsache, dass die kleine Hirnanhangdrüse das Wachstumshormon in einer nächtlichen Phase produziert, in der dem Körper zunehmend Kaloriennährstoffe fehlen. Auch die Tatsache, dass Fastenkuren das Gewebe öfter kräftigen als schwächen, spricht dafür. Dr. Getz: „Wenn wir jung und dynamisch werden und es bleiben wollen, müssen wir in Sachen Ernährung völlig umdenken." Es ist schon erstaunlich, wie moderne Wissenschaftler jetzt das Geheimnis der Hunzas entschlüsseln.

INSULIN & GLUKAGON: ZWEI GEGENSPIELER

- *Unsere Bauchspeicheldrüse ist ein Wunderwerk, das Verdauungsenzyme für Kohlenhydrate (Amylase), Fett (Lipase), Eiweiß (Protease) und Nukleinsäuren (Nuklease) produziert, die kleinen Bausteine unserer Chromosomen in den Erbanlagen. Wenn die nur etwa 80 Gramm leichte Drüse zu wenig dieser Substanzen synthetisiert, bleibt ein Teil des Nahrungsbreis im Darm unverdaut, es kommt zu Fäulnis- und Gärungserscheinungen, außerdem fehlen dem Stoffwechsel natürlich wichtige Nährstoffe.*
- *Dann sinkt die Stoffwechselrate, dafür beschleunigen sich Altersprozesse. Wir fühlen uns müde und schlapp, mögen uns gar nicht mehr im Spiegel betrachten, haben keine rechte Lebensfreude mehr. Naturbelassene Kost mit viel Obst, Gemüse und Getreideprodukten hält unsere Bauchspeicheldrüse jedoch gesund, sie wird dann ausreichend Enzyme bereitstellen. Eine Ernährung mit viel Fett und Süßem schädigt die Drüse, sie verliert dadurch an Leistungsfähigkeit.*
- *Eine besondere Rolle beim Älterwerden und Jungbleiben spielen zwei Hormone des Pankreas: Insulin und Glukagon, Gegenspieler im Stoffwechsel. Insulin baut Eiweiß, Kohlenhydrate und Fett solange ins Gewebe ein, bis alle Nährstoffmoleküle in Zellen eingeschleust sind. Dann sinkt der Blutzuckerspiegel wieder, die Konzentration von Glukose, den kleinsten Bausteinchen der Kohlenhydrate. Dies führt bald zu neuem Hunger.*
- *Wenn die Mahlzeiten zu reich an Zucker und hellen Mehlprodukten sind, die schnell zu Blutzucker abgebaut werden, springt der Glukose-Spiegel immer wieder rasch in die Höhe, fällt danach steil ab. Die arme Bauchspeicheldrüse muss dann Feuerwehr spielen, um in kürzester Zeit extrem große Mengen an Insulin zu syntheti-*

sieren, das überschüssige Glukose in Zellen einbaut. Dieser Dauerbelastung ist die Drüse oft nicht gewachsen. Sie kann dann nicht mehr ausreichend Insulin herstellen, kann sich aufgrund der Überbelastung sogar entzünden. Die Folge: Noch weniger Biostoffe finden den Weg in die Körperzellen.

- *Glukagon ist das Pankreas-Hormon, das im Fastenzustand Glukose-Reserven (das so genannte Glykogen) in der Leber freisetzt und auf diese Weise mithilft, den Blutzuckerspiegel innerhalb eines gesunden Referenzbereichs zu halten. Dann kommt es nicht mehr zu Heißhungererscheinungen, der bei vielen Menschen übertriebene Bedarf an Nahrung entfällt. Man ist auch mit kleinen Mahlzeiten zufrieden, fühlt sich schneller gesättigt.*
- *Ganz im Gegensatz zu uns vertrauen die Hunzas gewissermaßen auf ihr Glukagon, wenn es um ausreichend Glukose, bzw. Blutzucker geht. Auch hier zeigt sich wieder ein überraschender Gegensatz in der jeweiligen Ernährungs- und Lebensweise. Wir essen viel Süßes und helle Mehlprodukte, um den Blutzuckerspiegel möglichst mit Gewalt auf einem verträglichen Niveau zu halten. Hunzas vertrauen dem Gegenteil. Sie verzichten ganz auf helle Nudeln, Weißbrot oder Süßigkeiten. Obst, Gemüse und Vollkornprodukte sind ihre Hauptnahrung. Sie essen nie so viel, dass sie satt sind oder sogar „platzen“. Dadurch synthetisiert ihre Bauchspeicheldrüse unablässig Glukagon, das auf natürliche Weise für gesunde Blutzuckerwerte sorgt.*

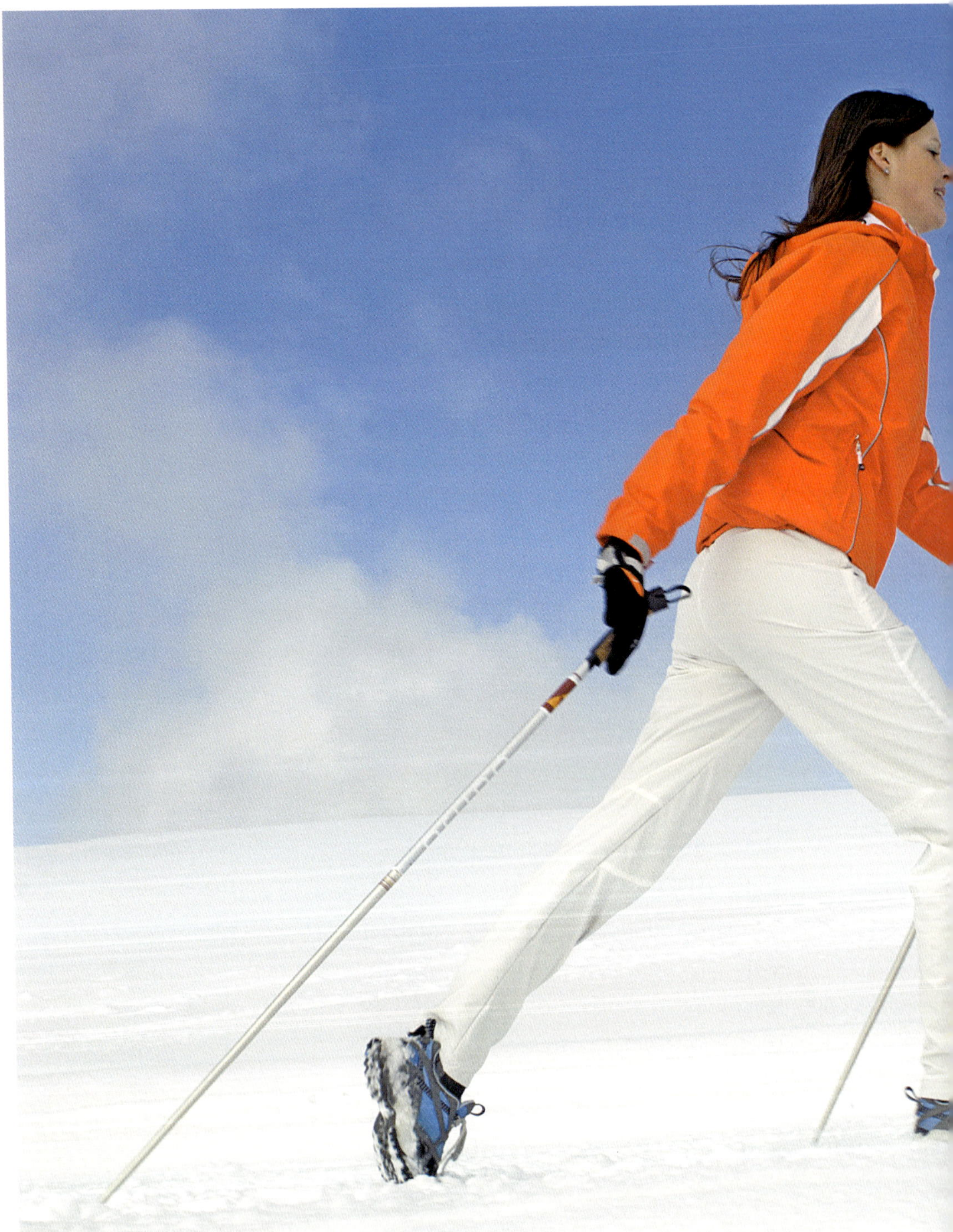

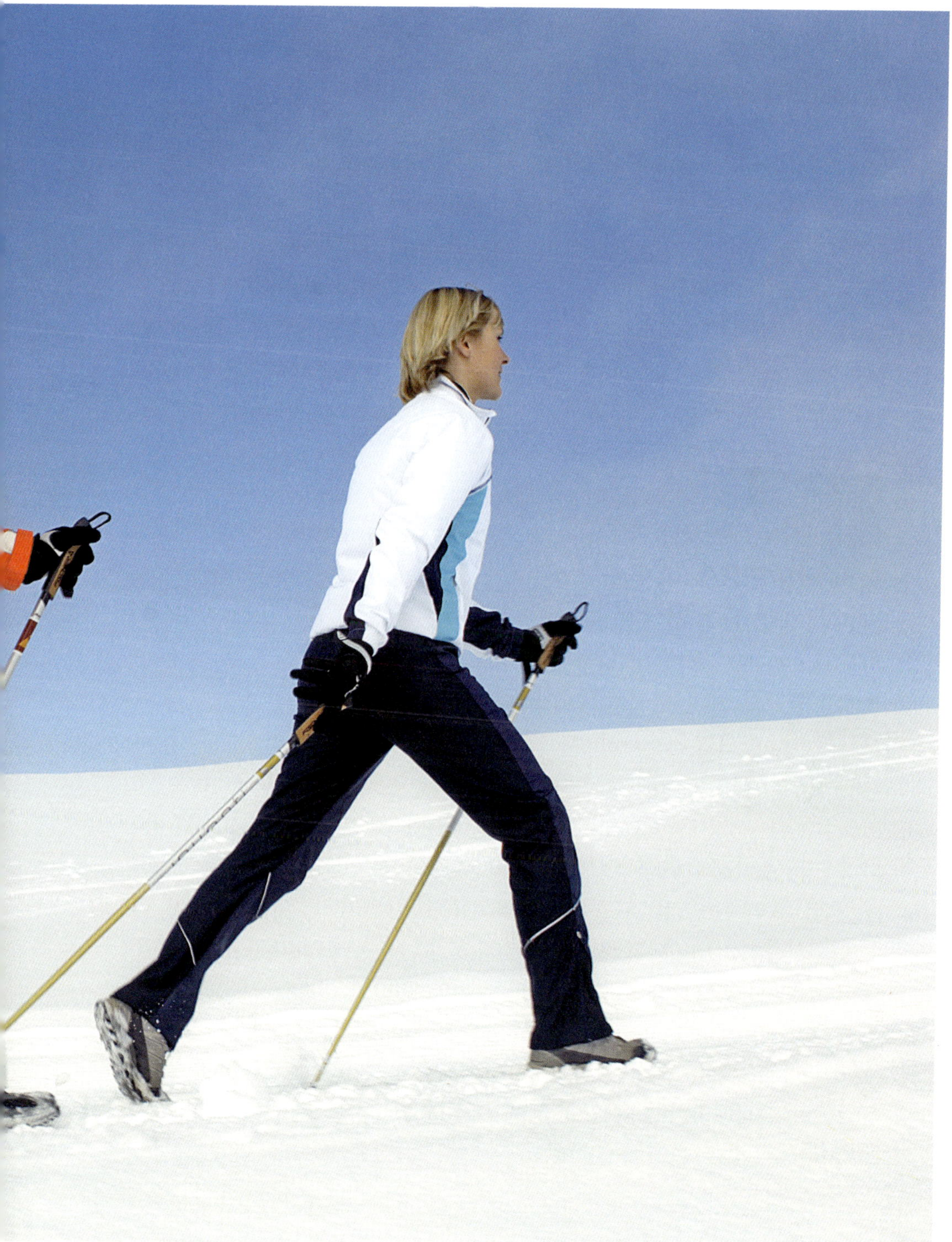

Blutzucker: Stundenzeiger unserer Altersuhr

Glukose, die auch als Blutzucker bezeichnet wird, füttert unsere 70 Billionen Körperzellen mit Energierohstoff. In Trillionen chemischer Reaktionen pro Tag in unserem Körper ist Blutzucker Initialzündung, etwa so wie der Anlasser in einem Auto. Oder das Streichholz, das Gas an unserem Picknick-Butanherd entzündet. Wenn der Stoffwechsel dann anläuft, werden auch Triglyzeride zu Energie verheizt, die Fettmoleküle aus unseren Depots an Bauch, Hüften, Po und Oberschenkeln. Glukose entflammt innerhalb Zehntelsekunden, bringt Sofort-Power. Fettmoleküle hingegen speisen das Energiefeuer lange und nachhaltig, etwa wie Briketts in einem Kohleofen. Wir benötigen, um jung zu bleiben, beide Sorten Energierohstoff, Fett für die Arbeit unserer Muskeln, Blutzucker für die Arbeit unserer Gehirn- und Nervenzellen, die praktisch keinen anderen Brennstoff für die Energiegewinnung verwenden können.

Für unsere Gesundheit ist es ganz wichtig, dass sich Blutzuckerwerte in einem so genannten Referenzbereich bewegen. Zuviel Glukose darf sich im Blut nicht anreichern, dann nämlich besteht die Gefahr, dass sich eine Zuckerkrankheit, ein Diabetes entwickelt. Wenn wir zu wenig Glukose im Blut haben, sind Zellen mit Energierohstoff unterversorgt. Dies wirkt sich vor allem auf Gehirn und Nervensystem aus, wir fühlen uns dann müde, antriebsarm, verzagt, ängstlich, depressiv, haben zu nichts Lust. Im schlimmeren oder schlimmsten Fall kommt es zu ständiger Nervosität, Gereiztheit, schweren Depressionen, Gedächtnisschwäche oder sogar zu Angst- oder Panikzuständen.

VON FROH BIS BETRÜBT

- *Wenn sich Blutzuckerkonzentrationen zwischen 85 und 105 Milligramm Glukose pro Deziliter Blut bewegen, fühlen wir uns ausgeglichen.*
- *Wenn die Werte auf 75 absinken, empfinden wir bereits eine unerklärliche innere Unruhe.*
- *Bei 65 macht sich Gereiztheit breit, auch Aggressionen. Unter diesem genetischen Impuls setzt nämlich die Leber ihre Glykogen-Speicher frei, was zu einem Blutzuckeranstieg führt. Daraus erklärt sich das Phänomen, dass sich manche Menschen nach einer kurzen aggressiven Phase besser und erleichtert fühlen – als Folge davon, dass Gehirn und Nervenzellen wieder besser mit ihrem Energierohstoff versorgt sind.*
- *Wenn die Werte auf 55 absinken, kommt es zwangsläufig zu ernstzunehmenden depressiven Verstimmungen, Pessimismus, schwerem Konzentrationsmangel und Nervenschwäche.*
- *Bei 45 drohen schwerste mentale Entzugserscheinungen, jetzt quellen Neuronen auf, im verzweifelten Bemühen, noch die letzten Glukose-Moleküle aus dem Blut zu saugen.*
- *Bei Werten unter 35 Milligramm Blutzucker pro Deziliter Blut sind Angstzustände und Panikattacken unausweichlich.*

Das Geheimnis der Heiterkeit

Westliche Besucher im Karakorum-Tal der Hunzas sind immer wieder erstaunt über die Gelassenheit und Heiterkeit der Bewohner, die stets ein sanftes Lächeln im Gesicht tragen. Ursache ist die stets gleichbleibende Nährstoffversorgung der Gehirn- und Nervenzellen, vor allem mit dem Energierohstoff Glukose. Weil Hunzas nicht den ganzen Tag in ihren vier Wänden verbringen, sondern sich so oft wie möglich im Freien aufhalten, ist ihr Blut auch stets mit Sauerstoff angereichert, ohne den Verbrennungsprozesse in den kleinen Energiebrennkammern, den Mitochondrien, gar nicht möglich wären. Ihre Ernährung besteht vorwiegend aus Gemüse, Obst und Getreide, also aus komplexen Kohlenhydraten, die im Darm erst nach und nach aufgespalten werden, somit die Glukose in einem steten Prozess freisetzen und ans Blut abgeben. Deshalb befindet sich der Blutzuckerspiegel stets innerhalb des optimalen Bereichs, Neuronen sind also den ganzen Tag über (und auch nachts) ausreichend mit Energie und Sauerstoff versorgt.

Zellenergie entsteht in winzigen Mitochondrien, in die das Blut Glukose, Fettmoleküle, Sauerstoff und andere Biostoffe transportiert, die für Energieprozesse wichtig sind, wie z. B. die Mineralstoffe Magnesium und Mangan. Je gesünder sich Menschen ernähren und je mehr Sauerstoff sie in frischer Luft tanken, desto mehr solche Energiebrennkammern entwickeln sie und desto mehr mentale und körperliche Vitalität bringen sie auf. Nicht anders als ein Auto, eine Waschmaschine oder eine Glühbirne brauchen auch Körperzellen Energie, um zu funktionieren. Die Herstellung von Zellpower in Mitochondrien gehört zu den bewundernswertesten Vorgängen in unserem Organismus – und auch ebenso im Organismus von Pflanzen und Tieren.

WUNDERWERK MITOCHONDRIEN

- *Überall dort, wo Leben entsteht und sich am kraftvollsten entfaltet, sind leistungsfähige und zahlreiche Energiebrennkammern am Werk. So z. B. in Samen, Keimen, jungen, noch rasch wachsenden Pflanzen, in den Zellen von Jungtieren und Kindern, ebenso aber auch in jenen von Menschen, die gesund leben, wie etwa die Hunzas oder andere Naturvölker.*
- *Wer rasch altert, oft müde ist, sich ausgelaugt fühlt, wenig Optimismus und Lebensfreude aufbringt, dem fehlt es an diesen bakterienkleinen Energiespendern in seinem Körper. Verjüngungsprozesse generieren sich demnach als erstes im Aufbau, also der An-*

zahl von mehr Mitochondrien in den Körperzellen. Je größer und üppiger diese Energiezellen sind, desto vitaler machen sie uns. Wissenschaftler haben herausgefunden, dass bestimmte Naturvölker und Tiere in freier Natur eines gemeinsam haben: kraftstrotzende und zahlreiche Mitochondrien. Die Faustregel lautet: 30 Prozent weniger Mitochondrien = 30 Prozent weniger Lebensenergie und 30 Prozent mehr Alterserscheinungen.

- *Weil diese Brennzellen für die Lebenstüchtigkeit so wichtig sind, werden sie von einer doppelten Membranschicht geschützt, die vorwiegend aus Proteinen und hochwertigen ungesättigten Fettsubstanzen, wie z.B. den Phospholipiden besteht. Für den Aufbau vieler Mitochondrien sind deshalb essenzielle Fettsäuren aus lipidreichen pflanzlichen Produkten, wie Avocado, Oliven, Nüssen, Samen, Kernen, Hülsenfrüchten, Tofu oder Pflanzenölen wichtig, während die gesättigten Fettsäuren in Fleisch, Hackfleisch, Wurst oder fettem Käse eher schaden.*
- *Hauptaufgabe der Mitochondrien ist die Produktion des eigentlichen Energiemoleküls ATP (Adenosintriphosphat) im so genannten Krebs-Zyklus (benannt nach dem deutschen Biochemiker Hans-Adolf Krebs). Die Synthese dieser ATPs ist von der Anwesenheit von Sauerstoff abhängig, der ja für alle Verbrennungsprozesse unerlässlich ist. ATPs kann man sich als drei Helium-gefüllte Ballons vorstellen, die an Gummifäden befestigt sind. Wenn die Gummifäden durchtrennt werden, schnellen die Ballons nach oben, sie symbolisieren also gefesselte Energie. Nach dieser Freisetzung werden Molekülreste eingesammelt und zu neuen ATPs umgeformt.*
- *Mitochondrien von Hunzas oder den Naturvölkern im Vilcabamba-Tal, in Abchasien oder in Okinawa strotzen von ATPs. Deshalb fühlen sich diese Menschen so wohl und voller Lebensfreude. Dr. Walter Moody vom New York University Medical Center hat in einer vergleichenden Untersuchung herausgefunden, dass ein 70jähriger Hunza durchschnittlich über die doppelte oder dreifache Menge an Mitochondrien in Muskel- und anderen Zellen verfügt als ein gleichaltriger Zeitgenosse in einem westlichen Land. Außerdem sind die Mitochondrien dieser Naturvölker auch opulenter und leistungsfähiger.*

- *Eine zu geringe Anzahl und zu kleine Energiebrennkammern führen zwangsläufig zu Befindlichkeitsstörungen und Beschwerden, wie z.B. chronische Müdigkeit, Abbau von Bindegewebe (zeigt sich zuerst in Faltenbildung und welker Haut), Seh- und Konzentrationsschwäche, Haarausfall, Darmträgheit und Verstopfung, Beschwerden beim Wasserlassen sowie einer Neigung zu Osteoporose und Diabetes.*
- *Mitochondrien vervielfältigen sich jeweils als Antwort auf die Energiebedürfnisse von Zellen. Wenn sich Menschen viel in frischer Luft bewegen und körperlich aktiv sind, entstehen sofort neue Brennkammern, z. B. schon dann, wenn man im Kaufhaus die Treppe ins erste Stockwerk zu Fuß nimmt, anstatt Aufzug oder Rolltreppe zu benutzen. Wenn man untätig im Fernsehsessel verharrt, werden hingegen unverzüglich Mitochondrien inaktiv, abgebaut und zerstört.*
- *Eines der großen, noch ungeklärten Rätsel der Natur ist die Tatsache, dass Mitochondrien ihre eigene Gen-Struktur haben, die von den Chromosomen der Zellkerne unabhängig ist. Sie ernähren sich und leben wie Bakterien in Wirtszellen des Gewebes, aus dem sie jeweils ihre Nährstoffe beziehen. Viele Zellforscher sind der Ansicht, dass Mitochondrien im Grunde vielleicht auch gar nichts anderes sind als Bakterien, die sich vor vielen Millionen Jahren genetisch in den Organismen von lebenden Wesen eingenistet haben.*
- *Ein weiteres Mysterium ist die Tatsache, dass das kleine, zierliche Genom dieser Energiebrennzellen stets nur von Frauen weitervererbt wird. Männliche Spermien haben auf diese Energiespender der Fortpflanzung keinerlei Einfluss. Für die Entstehung der Körperzellen selbst tragen Ei und Spermium zu gleichen Teilen bei. Hingegen überträgt sich die genetische Information des männlichen Spermas zwar zunächst auf das Ei der Frau, wird jedoch später, bei der Entwicklung des Fötus im Mutterleib, zerstört. Dies führt zu einer weiteren Hypothese von Gen- und Zellforschern: Dass das männliche Geschlecht bei Fortpflanzung und Arterhaltung seit Hunderten Millionen Jahren lediglich eine untergeordnete Rolle spielt.*

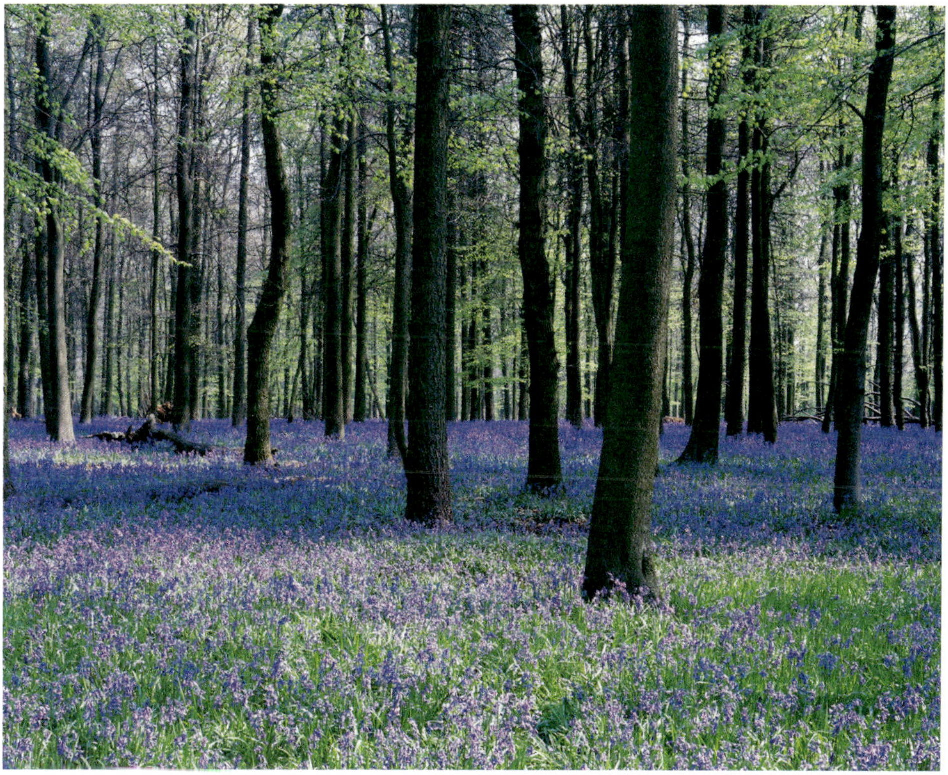

Sauerstoff-Power

Dass Tiere in freier Natur bis an ihr Lebensende so schön schlank bleiben, ihr wunderschönes Fell, Feder- oder Schuppenkleid behalten, nie unter den für uns typischen Zivilisationskrankheiten leiden wie Diabetes, Bluthochdruck, Verstopfung oder Konzentrationsschwäche, hat Wissenschaftler schon immer neugierig gemacht. Sie bleiben fit, ihre Zellen bleiben jung – genau so wie die Natur es in ihr genetisches Programm eingezeichnet hat. „Wenn wir Biophysiologen derlei Zellmechanismen genauer unter die Lupe nehmen, stellen wir fest, dass die Gene der Tiere unversehrt bleiben. Ganz einfach deshalb, weil sie sich gesund ernähren, viel bewegen und viel Sauerstoff tanken. Sie befinden sich ja ständig in frischer Luft." Nach diesem Prinzip leben auch Naturvölker, bei denen Männer und

Frauen oft problemlos 100 Jahre alt werden, ohne Anzeichen irgendwelcher Beschwerden.

Bei uns hingegen kommt es Tag und Nacht zu punktuellen Mutationen in den Chromosomensträngen. „Jedes gesalzene, fette Pommes-frites-Stäbchen, jeder Schluck künstlich gesüßter Limo, jede sinnlos vergeudete Stunde im Fernsehsessel führt zu Eingriffen in die Genstruktur“, erklärt Dr. Stanley Shorter vom Medical Nutrition Center der University of Illinois in Chicago (USA). „Die Folge sind zunächst unmerkliche Anhäufungen von Mini-Entgleisungen im Stoffwechsel, die den gesamten Organismus betreffen. Irgendwann merkt man plötzlich, dass man sich ständig unerklärlich schlapp fühlt, an Gewicht zunimmt, dass man schlecht sieht, ständig unter Durchfall leidet oder nachts nicht schlafen kann. Der wohl schlimmste Krankmacher ist unser verhängnisvoller Mangel an Sauerstoff.“

VERJÜNGUNGS-ELEMENT

- *Wir brauchen unser Leben lang Sauerstoff, Tag und Nacht, in jeder Sekunde. Im oberen Atmungstrakt wird die eingesaugte Luft gefiltert, befeuchtet und erwärmt, ehe sie schließlich in den rund 750 Millionen Alveolen landet, den blinden Ästen der Luftröhrenäste in der Lunge. Wenn man diese Alveolen ausbreiten könnte, ergäbe sich eine Fläche von 80 Quadratmetern, etwa die Größe eines Badminton-Platzes. In diese Bläschen wird der Sauerstoff angeliefert und Kohlendioxid abgegeben.*
- *Winzige Trägerschiffchen, das so genannte Cytochrom P450, ein eisenhaltiges Molekül, transportieren den lebenswichtigen Sauerstoff dann über die Blutbahnen zu den Körperzellen, wo er in Mitochondrien Energieprozesse entzündet.*

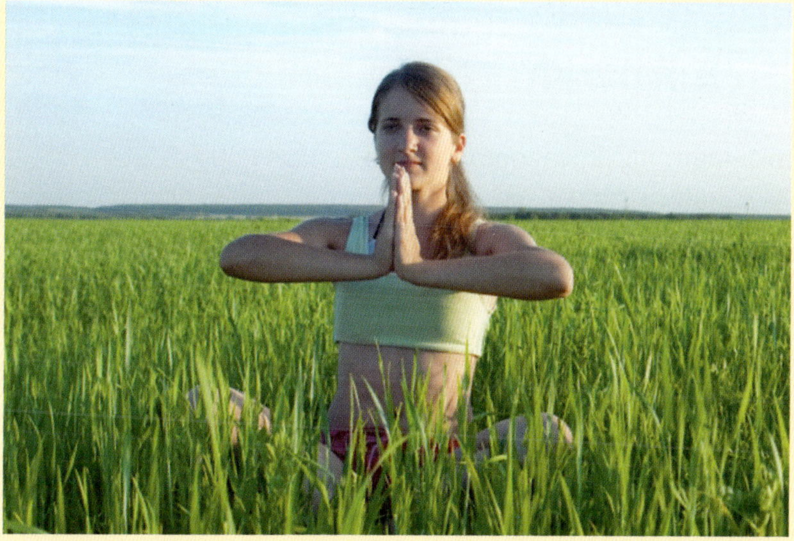

- *Wenn wir moderne Menschen nicht ausreichend Sauerstoff einatmen, sinkt die Anzahl der Lungenbläschen, damit die gesamte Lungenleistung und Sauerstoffversorgung des Gewebes. Dann bauen sich sämtliche Stoffwechselvorgänge ab, es kommt zu Alterserscheinungen, die z. B. die Hunzas überhaupt nicht kennen.*
- *Das Dilemma: Wir leben zu viel in geschlossenen Räumen, in denen man jedes Sauerstoffmolekül praktisch schon mit der Lupe suchen muss. „Viele Menschen verbringen 24 Stunden am Tag in geschlossenen Räumen, die nur etwa 10 Prozent von der Sauerstoffmenge liefern, die wir benötigen, um fit, jung und aktiv zu sein", bekräftigt Dr. Shorter.*
- *Die gute Nachricht liefert der Experte gleich mit: „Jeder kurze Spaziergang in frischer Luft erhöht innerhalb Minuten die Verjüngungsleistung im Sauerstoffsystem. Da dreht sich auf einmal die biologische Altersuhr zurück. Machen wir es also ganz einfach den Naturvölkern nach".*
- *Dr. Shorters Motto: „Wir Menschen dürfen uns nicht einbilden, dass wir unnatürlich leben und dabei unsere Jugendlichkeit erhalten. Die Fit & Jung-Gesetze der Natur sind unumstößlich, in vielen Millionen Jahren in unsere Gene eingemeißelt."*

Jung & immun durch Abwehrkräfte

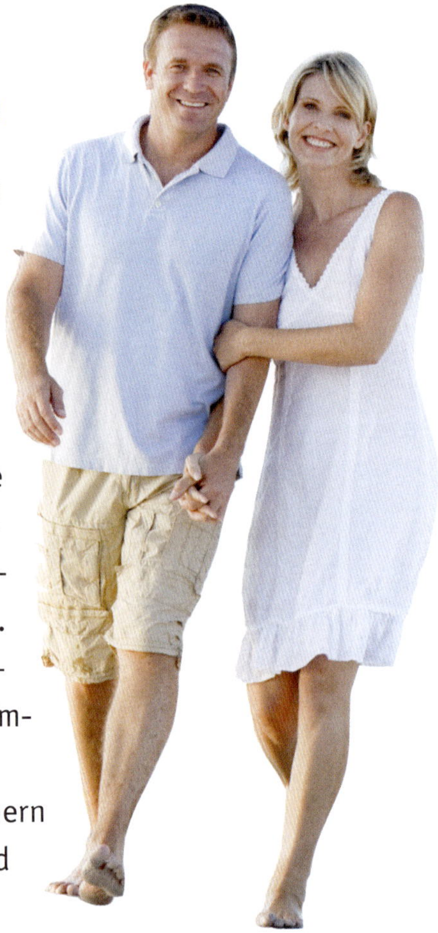

Wenn man im Vilcabamba-Tal in den Anden, bei den Abchasiern, auf Okinawa oder bei den Hunzas die Menschen fragt, ob sie wissen, was das Immunsystem ist und bewirkt, sagen die meisten: „Nein." Der Begriff „Immunsystem" wurde und wird geprägt von der verhängnisvollen Nachhaltigkeit von Beschwerden, unter denen wir leiden. Da musste ganz einfach ein Sündenbock her – und der lautet „Immunsystem".

Die Erläuterung wird von Medizinern gleich mitgeliefert: Wir selbst sind eigentlich gesund, aber das Immunsystem ist zu schwach. Dabei sind aber doch Immunsystem und Gesundheit ein und dasselbe.

Viele von uns kennen zwar den Begriff „Immunsystem", aber was er eigentlich bedeutet und was sich dahinter verbirgt, bleibt oft unklar. Im Prinzip ist die Erklärung einfach: Überall in der Natur herrscht ein gnadenloser Verdrängungswettbewerb. Jede Raupe, jeder Elefant, jede Brennnessel und jede Heckenrose beansprucht Lebensraum und versucht sich breit zu machen, für sich selbst und auch für eventuelle Nachfolgegenerationen. Dieser unerbittliche Konkurrenzkampf beschränkt sich keineswegs auf die für uns sichtbare Welt, sondern setzt sich im Inneren jedes Lebewesens, jeder Pflanze fort. Bakterien, Viren, Keime, Pilze und andere pathogene Mikroorganismen, oder auch freie Radikale dringen über Atemluft, Nahrungsbestandteile, Haut und Schleimhäute in unser Inneres ein und beginnen unverzüglich damit, sich festzusetzen, von Zellbestandteilen zu ernähren und uns damit zu schaden.

Sie knabbern – metaphorisch gesprochen – an allem herum: an Genen, den empfindlichen Zellen im Epithel-, dem Schleimhautgewebe, der Endothel-Innenauskleidung von Adern, der Gelenkschmiere, der wasserreichen Hyaluron-Säure im Augapfel, dem Bindegewebe, der öligfeuchten Membran-Schutzschicht von Gehirn- und Nervenzellen, dem Blutplasma oder Hormondrüsen. Also praktisch an allem, was sich in unserem Körper, geschützt oder ungeschützt, befindet. Die Natur weiß dies schon seit viel hundert Millionen Jahren. Deshalb hat sie alle Lebewesen und alle Pflanzen mit einem Schutzmechanismus ausgestattet, dem Immunsystem, einem Bollwerk aus unterschiedlichen Abwehrkräften, das diese gefräßigen und gesundheitsschädlichen Feinde neutralisiert oder abtötet. Insgesamt besteht unser Immunsystem aus einer Billion weißer Blutkörperchen, einer Zehntel Billiarde Antikörpern und mehreren Organen.

Die weißen Blutkörperchen

Sie machen nur ein Prozent aller Blutkörperchen aus, in einer stattlichen Anzahl von einer Billion bilden sie dennoch eine ordentliche Streitmacht als Teil des Immunsystems. Von ihnen gibt es wiederum verschiedene Gruppen, die Granulozyten, die Makrophagen und die Lymphozyten, die fremde Partikel einfangen, auffressen oder auch an die Lymphozyten zum endgültigen Abbau weiterreichen. Die Lymphozyten unterscheiden sich selbst in zwei Hauptkategorien: den T-Zellen, die sich etwa an einem Entzündungsherd ansammeln und Krankheitserreger direkt angreifen, und die B-Zellen (oder B-Lymphozyten), die Antikörper synthetisieren, die wiederum krankheitserregende Fremdpartikel angreifen. Schließlich gibt es auch noch die Killer-Zellen, die Bakterien, Viren oder von Viren befallene Tumorzellen attackieren und vernichten.

Milz, Thymus & Lymphe

Dies sind die Organe unseres Abwehrsystems, sie sind etwa bei den Hunzas enorm schlagkräftig. Ähnlich wie der Blutkreislauf verzweigt sich auch der Lymph-Kreislauf durch den ganzen Körper. Die nahezu durchsichtigen Gefäße verdicken sich in den Lymph-Knoten, z. B. in den Achselhöhlen, im Nacken, im Unterleib oder den Leisten. Lymph-Knoten enthalten Millionen Lymphozyten, die sich ständig erneuern. Sie filtern die Lymph-Flüssigkeit und scheiden dabei Bakterien und Schadstoffe aus. Die Milz speichert rote Blutkörperchen (deshalb ist sie so blutrot), zerstört verbrauchte rote Blutkörperchen und recycelt Eisen aus den Hämoglobin-Molekülen, also dem roten Blutfarbstoff. Die Thymus-Drüse, ein kleines, schwammartiges Gebilde hinter dem Brustbein, hilft mit, das gesamte Immunsystem aufzubauen. Sie schrumpft meist nach den Jahren der Kindheit, weil sie bei gesunder Lebensweise nicht mehr so dringend benötigt wird.

Antikörper

Gesundheitsschädliche Fremdpartikel, wie z. B. Bakterien oder Toxine, werden als Antigene bezeichnet, bekämpft werden sie von Antikörpern, die von B-Lymphozyten produziert werden. Weil sich Antigene in vielen unterschiedlichen Formen repräsentieren, gibt es auch viele unterschiedliche Antikörper. Sie binden sich an Atomgruppen etwa an den Oberflächenproteinen oder Kohlenhydratgruppen auf Bakterien, fremden roten Blutkörperchen, Virenhüllen oder Bakteriengiften, so genannten antigenen Determinanten, Molekülabschnitten auf oder an den Fremdkörpern. Die gibt es nun leider in Millionen verschiedenen Konfigurationen – Beispiel dafür, in welch nahezu unendlicher Mannigfaltigkeit feindliches Leben in uns einzudringen versucht. Da lässt sich schon ermessen, wie perfekt unser Immunsystem Tag für Tag mit Biostoffen aufgepäppelt werden muss, damit es funktionstüchtig bleibt. Weil sich die Menschen vieler Naturvölker vorbildlich ernähren und bewegen, verfügen sie auch über ein kraftstrotzendes Immunsystem – Voraussetzung für ein langes Leben. In unserem Alltag hingegen sieht es meist anders aus: Wir schwächen unseren Körper mit Fehlernährung und Bewegungsmangel und lähmen auf diese Weise gleichzeitig eine der großartigsten Lebenshilfen, die die Natur erschaffen hat. Hunzas brauchen also nicht zu wissen, was ein kräftiges Immunsystem ist – sie besitzen es ja bereits.

Vegetatives Nervensystem: Die Jung- & Fit-Zentrale

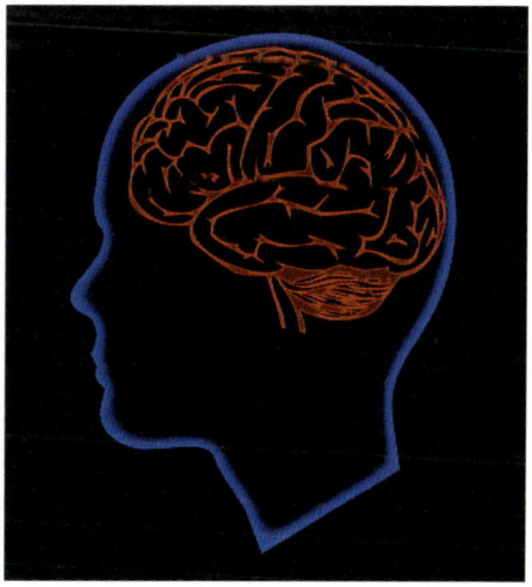

Gesteuert vom Gehirn, aktivieren Hunderte Milliarden Neuronen überall in unserem Körper Stoffwechselvorgänge, vom Zwischenhirn bis hinab zu den Muskeln im kleinen Zeh. Im allmählichen Übergang vom Pflanzenleben zur Entwicklung von Tieren, die sich bewegen können, traf die Natur eine bedeutsame Entscheidung. Sie musste ihren Lebewesen freien Willen über Bewegungsmuskeln überlassen, so etwa der Arme oder Beine, damit sie auf die Jagd gehen, Knollen und Früchte sammeln oder gegen Widersacher kämpfen konnten. Über einen Teil der Nerven wollte sie sich freilich die Alleinkontrolle erhalten, z. B. jene in Organen wie Lunge, Leber, Herz und Nieren, Blutgefäßen oder im Zellstoffwechsel.

Das wäre ihr einfach zu riskant gewesen, etwa uns Menschen zu erlauben, unseren Herzschlag oder die Lungentätigkeit selbst zu bestimmen. Kaum auszudenken, was wir mit unserer Leber oder der Bauchspeicheldrüse alles anstellen würden, wenn wir deren Stoffwechsel selbst manipulieren könnten. Deshalb ist die Natur zu dem Entschluss gekommen, das Nervensystem in zwei verschiedene Kategorien aufzuteilen: das so genannte animalische, über das wir selbst bestimmen dürfen, wenn wir etwa eine Treppe hinaufsteigen. Und das vegetative autonome Nervensystem, auf das wir keinerlei Einfluss haben. Dieses System teilt sich wiederum in zwei Kategorien: das sympathische vegetative Nervensystem, das auch als Stresssystem bezeichnet wird. Und das parasympathische vegetative Nervenssystem, das Ruhe- und Erholungssystem.

DAS STRESS-SYSTEM

- *Es dient dazu, uns wach, fit und konzentriert zu machen, damit wir die Herausforderungen des Alltags bewältigen können.*
- *Deshalb regt dieses System Herzschlag, Puls und überhaupt den Kreislauf an.*
- *Auch die Hirntätigkeit ist aktiviert, die Hirndurchblutung stimuliert.*

- *Es erweitert die Gefäße, dadurch steigt der Blutdruck geringfügig an.*
- *Gleichzeitig ist die Magen- und Darmtätigkeit erniedrigt. Unter Stressbedingungen funktioniert die Verdauung also nur gebremst. Deshalb ruhen die Hunzas nach einer Mahlzeit grundsätzlich für einen kurzen Zeitraum.*
- *Weil Gefäße verengt sind, ist auch der Blutzustrom in die so genannten Pudendal-Arterien der Schwellkörper im Schambereich gehemmt. Stress ist also keine gute Voraussetzung für erotische Liebesstunden, Libido oder Orgasmusfähigkeit.*

DAS RUHESYSTEM

- *Es funktioniert genau umgekehrt.*
- *Gefäße sind erweitert. Blutdruck, Puls, Herzschlag, Kreislauf heruntergedämpft. Jetzt sollen wir uns ja nicht aufregen, sondern zu innerer Ruhe finden.*
- *Hirnwellen sind deutlich erniedrigt, das Gehirn darf sich jetzt also auch mal ein wenig ausruhen. Deshalb legen Hunzas und andere Naturvölker immer wieder kurze Meditations- und Ruhephasen ein.*
- *Die Verdauung läuft dafür auf Hochtouren. Die Bauchspeicheldrüse schüttet jetzt vermehrt ihre Enzyme aus, Kohlenhydrate, Fett und Eiweiß werden sorgfältig, Molekül um Molekül abgebaut und über Blutbahnen den Zellen zugeführt.*
- *Und noch eine gute Nachricht: Libido, Orgasmusfähigkeit und Potenz funktionieren unter diesem System optimal, weil Arterien erweitert sind, demnach viel Blut in die Schwellkörper von Penis und Vagina einschießen kann. Mitglieder von Naturvölker stürzen sich deshalb niemals gleich nach oder gar inmitten einer Stressphase in ein Liebesabenteuer, wie dies bei uns modernen, zivilisierten Zeitgenossen leider oft der Fall ist.*

Genetisch gesund

Die Menschen im Hunza- oder Vilcabamba-Tal überlassen sich völlig dem Einklang ihres genetischen Programms mit der umgebenden Natur. So wie es ihre Vorfahren schon vor Tausenden von Jahren taten, und wie es auch von Tieren und Pflanzen vorgelebt wird. Diese genetische Symbiose, das völlige, glückselige Versinken in ihre Welt der Wiesen und Wälder, Bäche und Seen, in Regen, Sonne, Nebel oder Stürme kennzeichnet die Lebensweise seit undenklichen Zeiten. Dies ist es, was wir uns wieder aneignen sollten von den Lehrmeistern der Natur, die draußen im Paradies unter freiem Himmel auf uns warten, fern der geschlossenen, sauerstoffarmen, mit Schadstoffen verseuchten Räume, in denen wir uns ständig aufhalten.

Die Natur hat die beiden gegensätzlichen Nervensysteme streng getrennt. Wenn eines von ihnen aktiv ist, schaltet das andere auf null, genau so, wie wenn man mit einem Schalter das Licht an- oder ausknipst. Für die beiden autonomen vegetativen Nervensysteme gibt es also nur ein „ein“ oder „aus“, sie überlappen sich nicht gegenseitig. Die Hunzas und andere Naturvölker – sowie auch alle Tiere in freier Natur – beherrschen dieses Prinzip instinktiv perfekt. Arbeit, Pflichten, Stress, Aufgaben werden von Phasen der Ruhe und Entspannung streng getrennt. Wenn Hunzas sich zum Einschlafen auf ihrem bescheidenen Ruhelager ausstrecken, verflüchtigt sich innerhalb Sekunden die äußere Erscheinungswelt, die durch Sinneseindrücke wie Sehen, Hören oder Riechen beherrscht wird. Wenn sie aufwachen, sind sie augenblicklich voll aktiv und erstaunlich leistungsfähig.

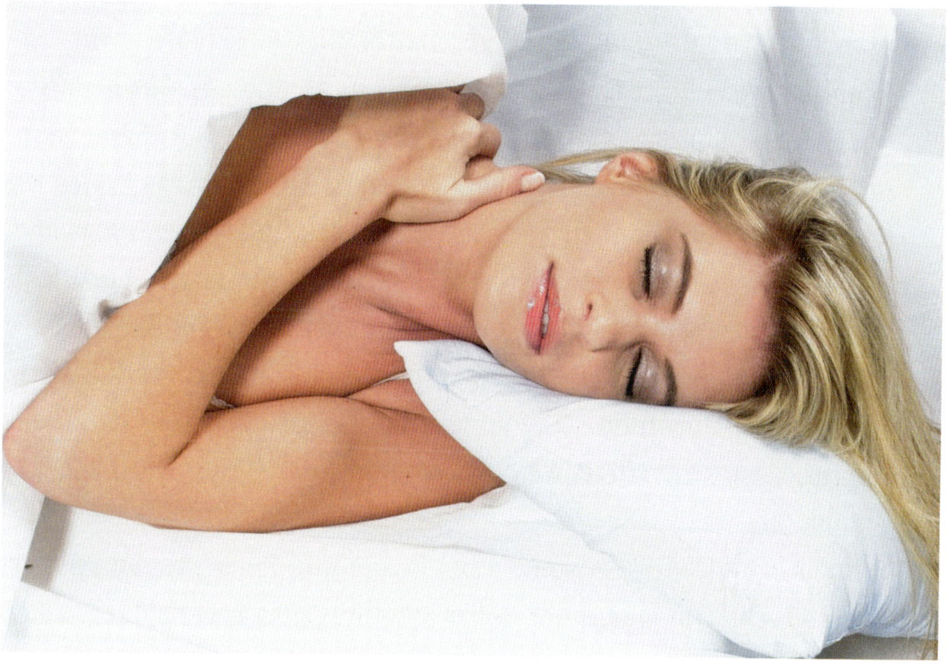

Schlafen wie im Traum

In Deutschland werden jährlich rund 30 Millionen Packungen Schlaftabletten und Beruhigungsmittel verkauft – und trotzdem schlafen die Menschen viel schlechter als ihre Zeitgenossen auf Okinawa, in Abchasien oder auch im Vilcabamba- oder Hunza-Tal. „Nachts nicht schlafen zu können ist die Hölle", sagt Professor Eckhart Rüther, Deutschlands Schlafforscher Nr. 1. Man wälzt sich unruhig, gequält im Bett, wartet oft vergebens auf den erlösenden Schlaf. Ein- und Durchschlafstörungen können zur Folter werden. Jetzt hat Dr. Lynne Acosta vom Institute of Nutritional Science der Universität von Toronto (Kanada) die aktuellsten Erkenntnisse moderner Schlafforschung zusammengefasst. Ihr Fazit: „In fast achtzig Prozent aller Fälle sind verengte Gefäße Ursache von Schlafproblemen".

Zur Erläuterung: Der Kippschalter fürs Einschlafen wird wesentlich vom Blutdruck bestimmt, ein geringfügiges Absinken des arteriellen Blutdrucks ist Voraussetzung dafür, dass das Sandmännchen ins Schlafzimmer tritt. Andererseits wird ein Einschlafen erschwert oder unmöglich gemacht, wenn sich Gefäße verengen. Dieser Mechanismus ist in der Natur Gesetz und genetisch in uns festgeschrieben. Wir können uns ihm nicht entziehen. Ein Beispiel: Wir fühlen uns müde, wenn Regenwetter und Tiefdruck herannahen. Dann nämlich sorgen so genannte Barorezeptoren in Gefäßwänden dafür, dass sich Adern weiten und somit der Blutdruck leicht absinkt.

Auch Pflanzen erweitern bei Regen ihre feinen Venen im Wurzelgeflecht, um jetzt mehr Nährwasser aus dem Erdreich aufsaugen zu können. Bei Regenwetter ist die gesamte Natur weniger leistungsfähig und stressbereit, widmet sich dafür ausgiebig der Nahrungsaufnahme. Wenn sich dann Hochdruck ankündigt, verengen sich Adern, der Blutdruck steigt leicht an, ähnlich wie bei einem Gartenschlauch, den wir zusammenpressen. Da schießt das Wasser mit höherem Druck heraus. Wir sind wach und aktiver, können somit stressbedingte Aufgaben daheim oder im Büro besser meistern. Bio-Science-Wissenschaftler haben das Stressverhalten der Hunzas unter verschiedenen Witterungsbedingungen beobachtet und deren perfektes Umkippen vom sympathischen vegetativen Stresssystem in das Ruhesystem, den Parasympathikus beobachtet. „Wir können von diesen Menschen unendlich viel lernen“, berichten sie. „In ihrer Fähigkeit, sich rasch und vollkommen zu entspannen, liegt das eigentliche Geheimnis ihrer Langlebigkeit. Sie passen sich den herrschenden Wetterbedingungen an, so können sich ihre Zellen immer wieder regenerieren.“

SCHLAF IST TEIL GESUNDER ZELLERNÄHRUNG

- *Vorbild Natur: Nach einer ausgiebigen Mahlzeit sucht sich ein Löwe ein gemütliches Plätzchen in einer Astgabel und döst erst mal eine Weile. Er tut dies instinktiv, repräsentativ für alle Tiere in freier Natur. Jetzt nämlich steht der feine Schalter im vegetativen Nervensystem auf „Ruhe". Dies bedeutet, dass Stress nicht angesagt ist, Gehirn- und Herz-Kreislauftätigkeit sind gedrosselt.*
- *Dafür arbeitet der Verdauungsapparat im Leib des Löwen auf Hochtouren. Die Nahrung wird in Magen und Darm bis in ihre kleinsten Bestandteile zersetzt, die Zellen also ordentlich mit Biostoffen gefüttert.*
- *Ruhe und Schlaf sind demnach Verbündete einer gesunden Verdauung – dies können wir von den Tieren lernen. Unter Stress wird stets nur ein Teil der im Nahrungsbrei vorhandenen Nährstoffe auch tatsächlich verwertet. Auf diese Weise kommen Tiere mit möglichst minimaler Nahrung aus, nicht anders als unsere Vorfahren vor vielen Tausenden Jahren.*
- *Auch bei Naturvölkern, z. B. im Amazonas-Gebiet oder bei den Hunzas im Himalaya, hat Ruhe nach der Mahlzeit Vorrang. Nicht aus Bequemlichkeit, sondern weil Menschen auf diese Weise mit sparsamstem Nahrungsangebot gut überleben.*
- *Leider haben wir zivilisierte Mitteleuropäer es uns angewöhnt, Stress- und Ruhesystem nicht zu trennen. So mancher schuftet an irgendeiner anstrengenden Aufgabe – mit dem Schinkensandwich in der Hand. Bei Mittagspausen in Betriebskantinen erstrecken sich Stressphasen vom Arbeitsplatz bis hin zu nervigen Unterhaltungen. Zwischendurch hastet so mancher Stressgeplagte noch eben schnell zum Einkaufen, ehe es wieder an den Schreibtisch geht.*
- *Wenn unter Stress gegessen wird, wird Nahrung nicht optimal verdaut, zwangsläufig kommt es dann zu Blähungen, Darmkollern, Verstopfung oder Durchfall. Was sich aber schlimmer auswirkt: Der Organismus wird nicht ausreichend mit Vitaminen, Eiweiß, Spurenelementen, ungesättigten Fettsäuren und anderen wertvollen Biostoffen versorgt. Irgendwann kommt es zwangsläufig zu Mangelerscheinungen, zu Befindlichkeitsstörungen und Beschwerden.*

Die 5 Feinde des Sandmännchens

Fast immer sind es verengte Gefäße, die den Blutdruck leicht anheben und den Kippschalter auf „Wach" stellen. Ursache solcher Adernverengungen können körperlicher oder mentaler Stress sein. Die Menschen von Vilcabamba, Karakorum, Abchasien oder Okinawa verdanken ihr langes Leben der Fähigkeit, unverzüglich Schlaf zu finden. Eine Begabung, die sie in ihrem genetischen Programm konserviert haben, aus jener lange zurück liegenden Zeit, als die Urväter des Menschen noch Schimpansen waren. Den Wach-Schlaf-Kippschalter vom Sympathikus (Stresssystem) zum Parasympathikus (Ruhesystem) bedienen sie demnach unverändert perfekt. Das Sandmännchen wartet stets vor der Tür zum Schlafzimmer oder gar vor dem Bett, dass sich der Blutdruck leicht absenkt. Hier sind die fünf Ursachen, die ein Ein- oder auch Durchschlafen erschweren oder gar unmöglich machen.

1) **Nikotin:** Bereits der erste Zug aus der Zigarette führt zu einer Engstellung der Gefäße. Der Organismus registriert nämlich das über die Lungen einströmende Gift und veranlasst Arterien, zu

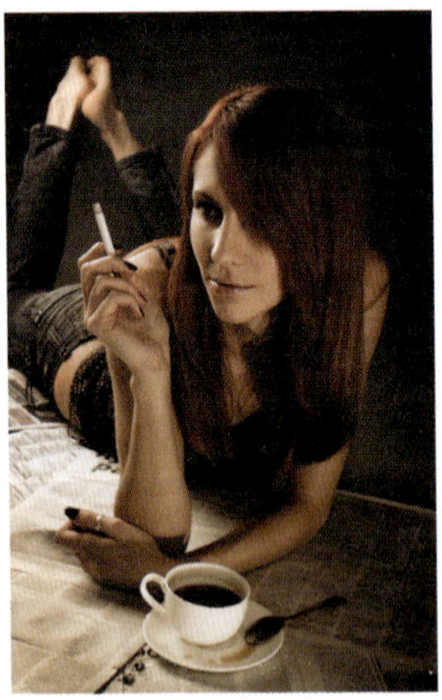

kontraktieren, damit weniger giftstoffbelastetes Blut zu den Körperzellen vordringen kann.

2) **Kaffee, schwarzer Tee:** Die darin enthaltenen pflanzlichen Alkaloide haben dieselbe Wirkung. Coffein ist eine psychoaktive Droge aus der Gruppe der Xanthine, auch Tein ist eine solche stickstoffhaltige Verbindung, von denen es in der Natur über 12.000 gibt. Pflanzen lähmen oder töten damit Fressfeinde, wie z. B. Mikroorganismen.

3) **Salz:** Der schlimmste Feind des Sandmännchens. Unser Kochsalz besteht aus den Mineralien Natrium und Chlorid, beide erhöhen die Gefäßwandspannung, verengen Arterien demnach, sodass der Blutdruck ansteigt. Außerdem bindet Salz Wasser im Körper, dadurch erhöht sich das Blutvolumen, sodass noch mehr Blut durch zusätzlich verengte Gefäße gepresst wird. Grund dafür, weshalb viele Menschen nach einer späten salzreichen Mahlzeit am Abend so erhebliche Einschlafprobleme haben.

4) **Abendsport:** Der regt auf, kurbelt nicht nur die Muskeltätigkeit, sondern auch Herz- und Hirnleistung an, macht also wach und leistungsfähig. Dies ist genau die aufgebrachte Nervenstimmung, die dem Sandmännchenhormon Melatonin gar nicht in den Kram passt. Auch anderer körperlicher Stress, wie etwa Holzhacken oder Fensterputzen zu später Stunde, sind nicht gerade die besten Einschlafhilfen.

5) **Kummer, Sorgen, Konflikte, Probleme:** Wenn eine Hunza-Frau abends ins Bett geht, sind Pflichten des folgenden Tages ausgeschaltet. Diese Menschen leben für den Augenblick, das Jetzt ist wichtig, das Morgen wird beim Einschlafen nicht überbewertet. Viele Menschen in unserer westlichen zivilisierten Welt sagen sich abends: „Ich bin todmüde, wenn ich jetzt ins Bett falle, schlafe ich mit Gewissheit innerhalb Sekunden ein“. Doch ein einziger Gedanke an ein Problem, sei es finanziell, beruflich oder partnerschaftlicher Natur, wirkt verengend auf Arterien, erhöht den Blutdruck, erschwert das Einschlafen. Ist ja auch ganz klar: Um mentale Probleme zu lösen, muss das Gehirn erst mal wieder auf hellwach schalten. Oft genug werden Betroffene auf der haarfeinen Kippe zum Einschlafen in die Realität zurückgerissen – wo sie soeben noch gerade eine Zehntelsekunde oder auch nur Sekundenbruchteile vom erlösenden Eintritt in die Welt der Träume gestanden waren.

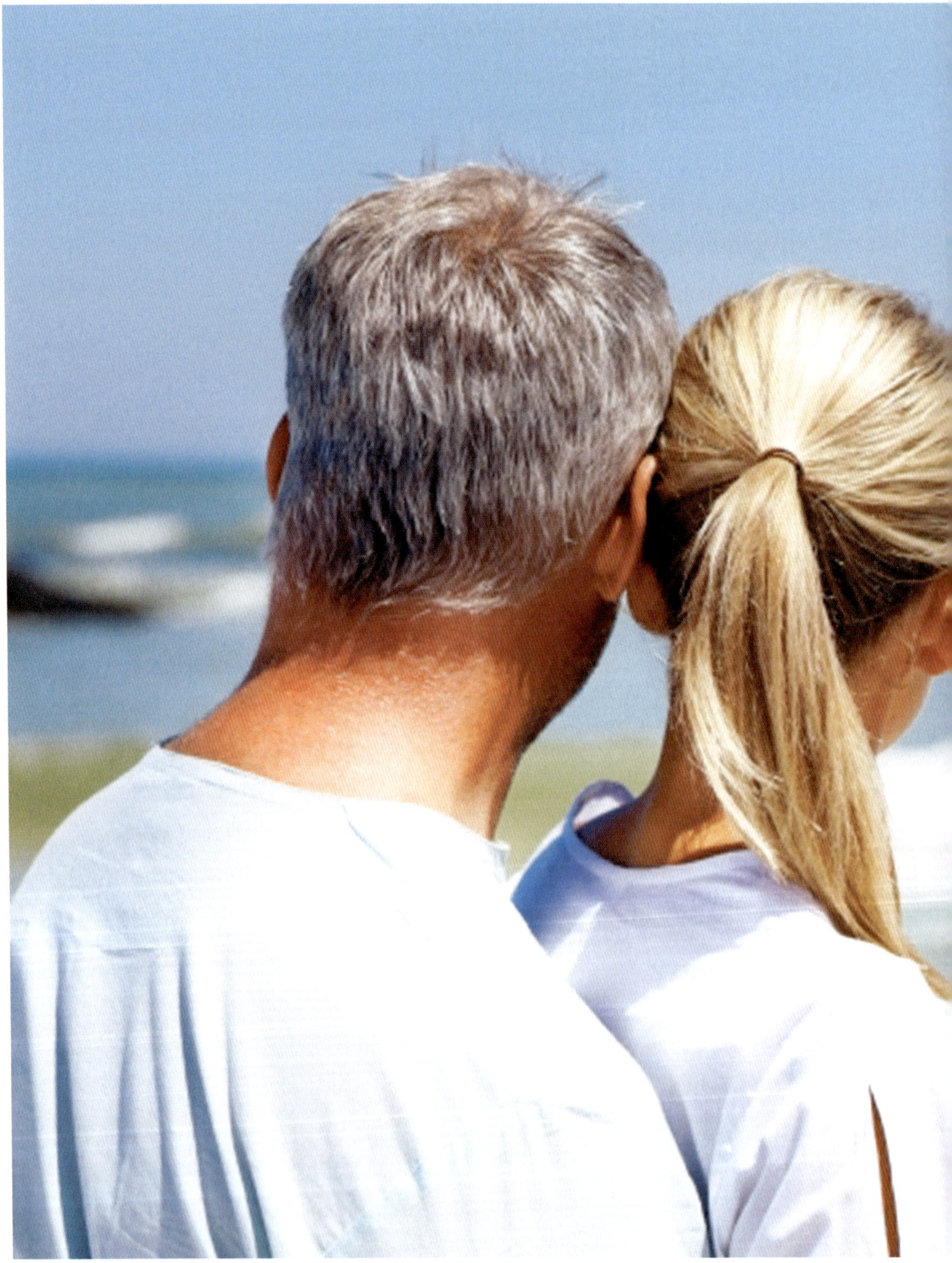

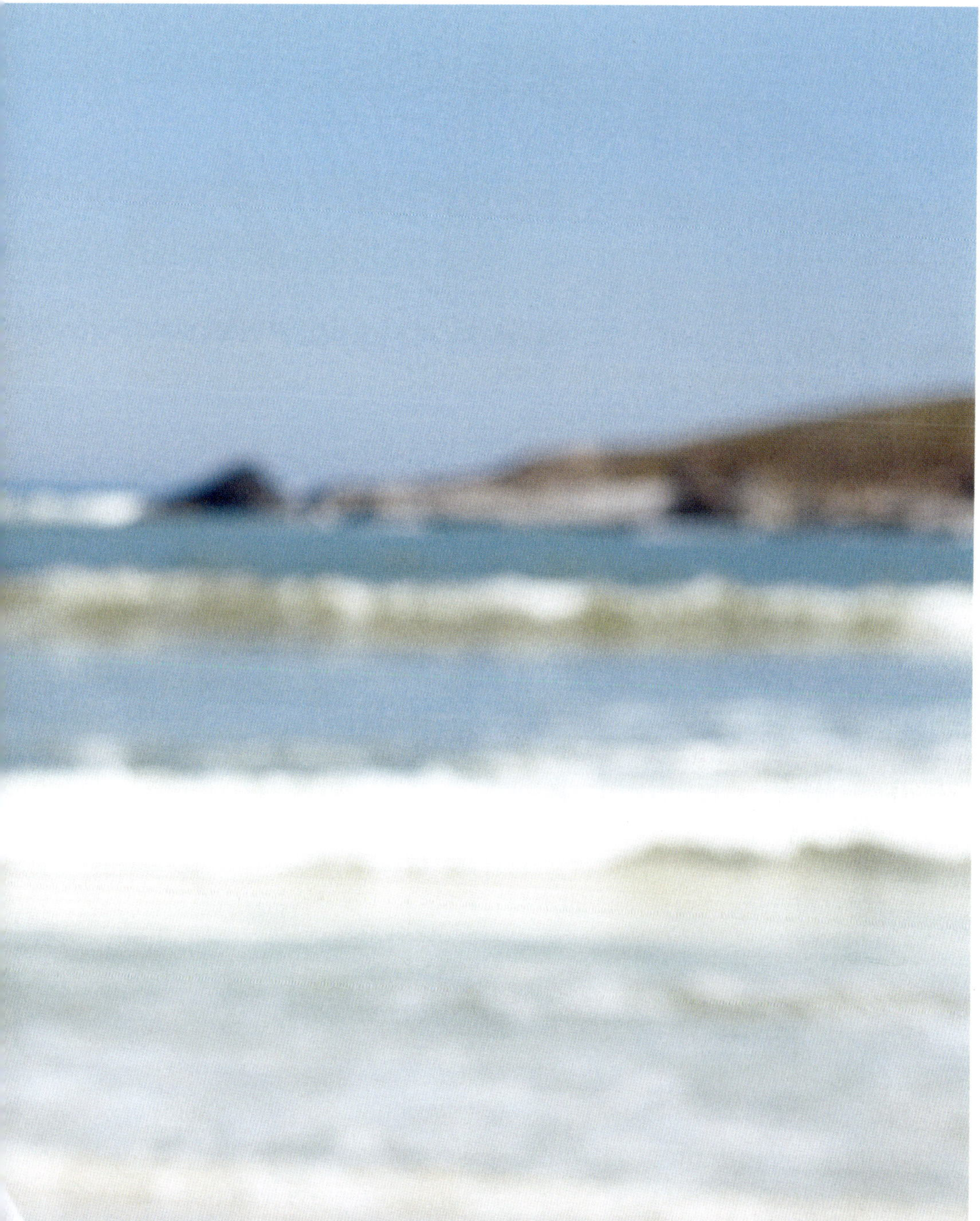

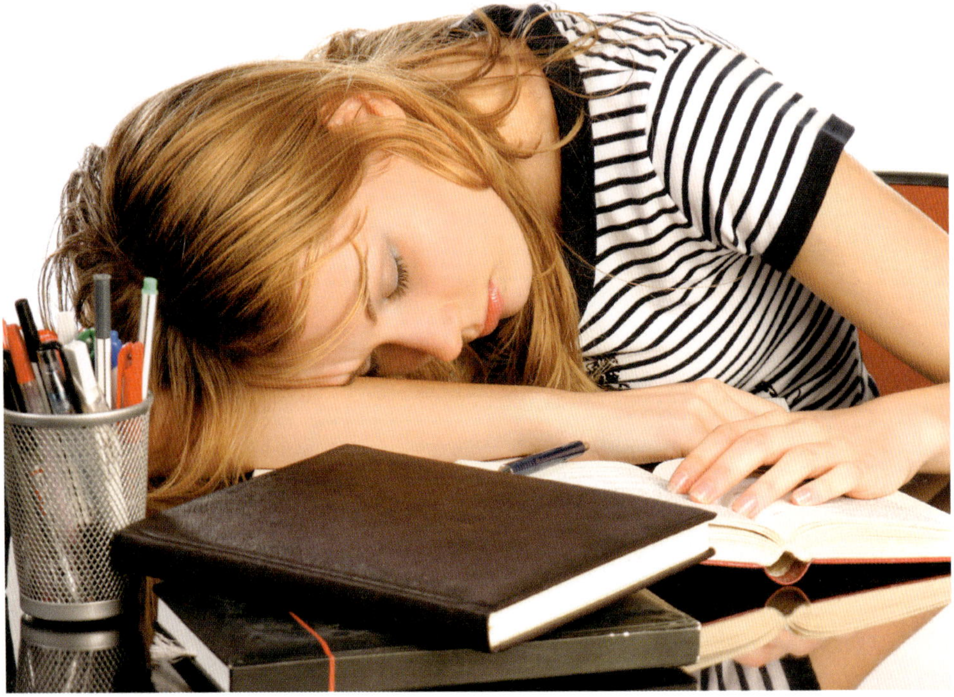

Das Stressproblem

Wenn Hunzas morgens ins Freie treten, freuen sie sich über den Sonnenschein. Sie freuen sich auch, wenn es regnet. Sie sind überhaupt den ganzen Tag über gut gelaunt, vielen modernen Bio-Science-Psychologen gelten sie – wie auch andere Naturvölker – als die gelassensten, heitersten Menschen der Welt. Gute Laune bedeutet weniger Stress beim Meistern der täglichen Pflichten. Freilich ist unsere westliche Stressbelastung ungleich höher. Kaum jemand kann sich an einem Werktag morgens in die Sonne setzen und den Vögeln beim Zwitschern zuhören. Da muss schon in Eile das Frühstück für die Kinder bereitet werden, die Kleinen müssen zur Schule oder in den Kindergarten, einem selbst bleibt gerade noch etwas Zeit, um sich zurechtzumachen, ehe es in Eile ins Auto und ins Büro geht. Da geht der Stress dann erst richtig los, mit der üblichen Alltagshektik, jede Stunde vollgestopft mit Terminen, Aufgaben, jede Minute erfordert hohe Aufmerksamkeit, penibles Arbeiten, Konzentration.

„Nichts macht so schnell alt wie mentaler Stress", erklärt Dr. Elizabeth Fogelman vom Institut für Ernährung an der University of California in Oakland (USA). „Während körperlicher Stress weitgehend der Kategorie gesunder Bewegung zugeordnet werden kann, frisst das Bemühen um Alltagslösungen unbarmherzig Nährstoffreserven aus dem Gewebe. Und zwar in jeder Minute, jeder Sekunde. Dabei geht es hauptsächlich um Eiweiß, also um Aminosäuren, die dem Bindegewebe entzogen werden, das in unserem Körper die wichtigste Proteinreserve darstellt. Kollagen fehlt dann nicht nur als polsternder Schutz um Gefäße und Organe, sondern auch in der Dermis, dem Unterhautgewebe. Falten, Runzeln und Krähenfüße sind die zwangsläufige Folge. Menschen mit schlaffem, welkem Hautgewebe sieht man oft auf den ersten Blick an, dass sie Sorgen, Kummer und Probleme haben. Wichtigste Aufgabe muss dann sein, Kollagen wieder auf natürliche Weise aufzubauen". Lesen Sie zu diesem interessanten Aspekt bitte noch mehr in den Kapiteln über unser äußeres Erscheinungsbild.

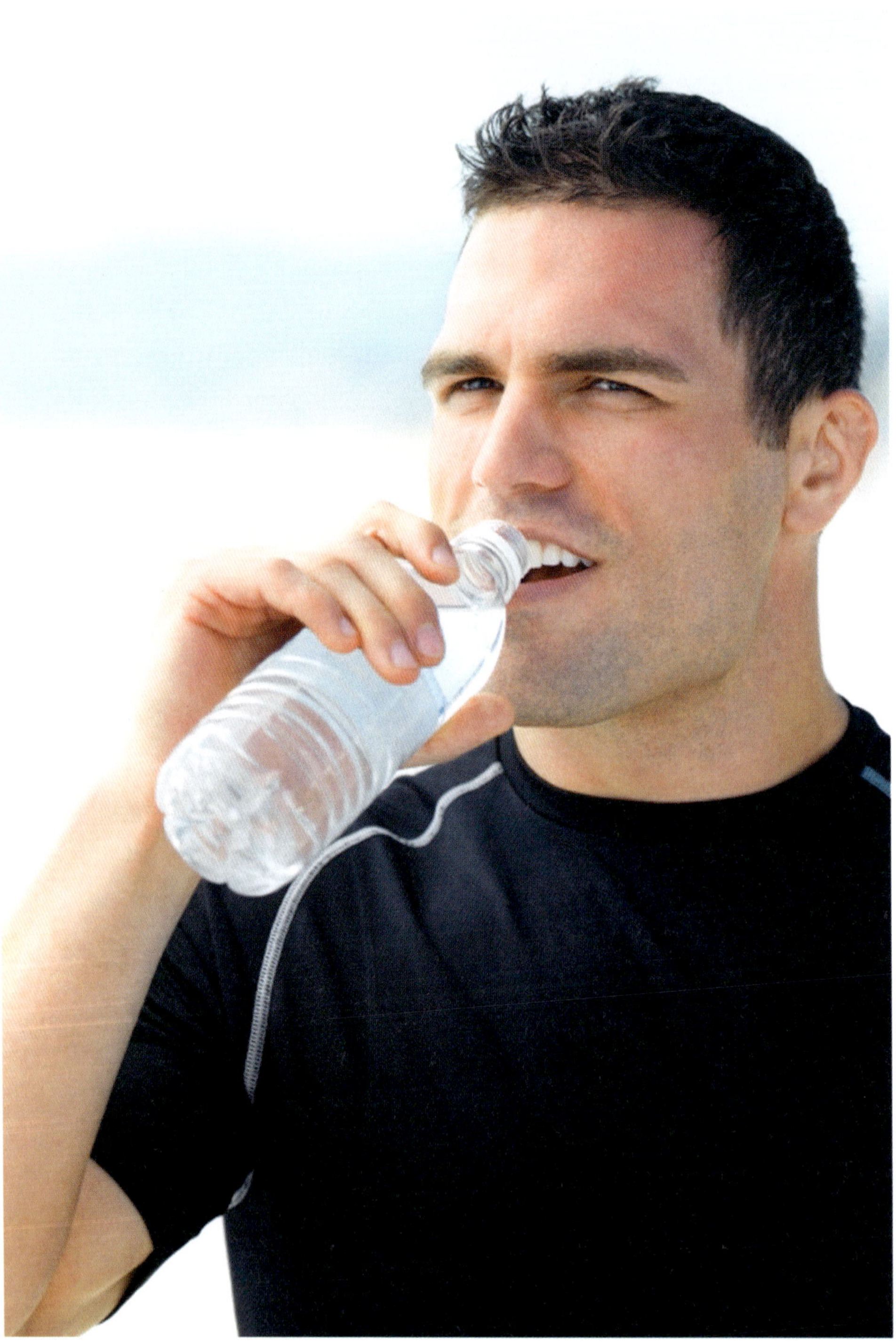

Wasser: Jungbrunnen & Lebenselixier

Wir Menschen entstammen – wie auch alle Pflanzen und Tiere – dem Wasser der Ozeane. In den Urzeiten biologischer Evolution, vor Milliarden Jahren, bildeten sich im salzigen Meerwasser Einzeller, die zunächst eigentlich nur aus einem Häutchen bestanden, das mit Wasser gefüllt war. In dieser mikroskopisch winzigen Mini-Blase bildeten sich nach und nach (genau genommen im Laufe von mehr als 100 Millionen Jahren) Elemente, die heute noch genau wie damals die Zelltätigkeit bestimmten. Dazu zählen:

- *Das so genannte Zytoplasma, eine flüssigkeitsähnliche Substanz, in der sich das Zyto-Skelett ausbreitet, ein verwickeltes Gitterwerk aus Mikrofasern und -Röhrchen, das die gesamte Zelle ausfüllt. Je mehr Wasser sich in der Zelle befindet, desto praller kann sie sich ausdehnen, ähnlich einem Luftballon, der richtig schön aufgeblasen wird.*
- *In diesem bewundernswert fragilen Gerüst finden Organellen Halt, die lebendigen Zellelemente, die für den Stoffwechsel der Zelle sorgen. Damit der auch ordentlich funktioniert, reichern sich im Zellplasma Nährstoffe wie Eiweißbausteine, Glukose, Fettsäuren, Mineralien, Spurenelemente, Vitamine, Ionen, andere lösliche Substanzen, Enzyme, Hormone und viele andere Stoffe an.*
- *Da kann man sich schon ausmalen, dass es in einer Zelle umso dynamischer und betriebsamer zugeht, je mehr solcher Biostoffe sich in ihr tummeln. Ein Grund also, sich stets gesund zu ernähren – insbesondere mit wasserreichen Lebensmitteln wie Obst und Gemüse.*

- *Die Mitochondrien sind die Energiefabriken der Zelle, bakterienwinzige Elemente, in denen Blutzucker oder Fettsäuren verheizt werden, um die Zelle zu beleben. Dafür ist – wie erwähnt – auch viel Sauerstoff nötig. Anlass also, öfter mal im Freien frische Luft zu tanken.*
- *Alles, was in unserem Körper geschieht, geschieht letztlich durch Eiweiß, also die kleinen Aminosäuren. Die werden (auf Befehl der Gene im Zellkern) in Ribosomen aneinandergeknüpft. So entstehen Zellproteine, die vom Herz- und Lidschlag bis hin zum Wachstum der Gehirnneuronen, der Zehennägel oder der Darmschleimhaut alles Leben in unserem Körper stimulieren. Ein gesunder Organismus stellt pro Tag Trillionen solcher Zellmoleküle her.*
- *In einer solchen Zelle herrscht (wie überall in der Natur) eine perfekte Ordnung, von der wir uns alle irgendwie etwas abschneiden können. Dabei hilft ein Zellbestandteil mit, das als Golgi-Komplex bezeichnet wird. Wenn man den unterm Mikroskop anguckt, sieht er aus wie ein Stapel Untertassen, der von unzähligen winzigen Bläschen umgeben ist, die aus dem Inneren der Zelle nützliche und weniger nützliche Substanzen zuführen, die der Komplex empfängt, verpackt und auch wieder verschickt. Golgi-Komplexe sind demnach so etwas wie Lager- und Verteilungszentren.*
- *So wie in jedem Haushalt sammeln sich auch in einer Zelle (die schließlich aus Millionen Einzelteilen besteht) allerlei Müll und Schadstoffe, die in Lysosomen aufgefangen und in diesen kugelförmigen Mini-Gebilden von Enzymen abgebaut werden.*

– *Beherrscht wird jede Zelle von den 46 Chromosomen im Zellkern, auf deren Fadenmolekülen die Gene aufgereiht sind, die pro Tag Billiarden und Aberbilliarden Befehle ins Zellinnere verschicken. Unter diesen Kommandos baut sich unser gesamter Stoffwechsel auf. Die Gene verschicken zu diesem Zweck Abdrücke, die durch unendlich winzige Poren im Schutzhäutchen des Zellkerns ins große Zytoplasma gelangen, dort von den Transportteilchen aufgenommen und den Ribosomen zugeleitet werden.*

Das Leben in einer Zelle ist so betriebsam wie das Leben in einer Großstadt. Es kann freilich nur funktionieren, wenn die Zelle prall mit Plasma angefüllt ist, damit sie sich auch ausweiten und ihre Leistungskraft voll entwickeln kann. Zu diesem Zweck muss sie viel Wasser aufsaugen, das jedoch nicht von alleine in sie eindringt. Der Wasserhaushalt der Zelle wird durch zwei bedeutende Mineralstoffe kontrolliert, die gegensätzlich wirken: Natrium und Kalium. Natrium entzieht der Zelle Wasser, Kalium pumpt Wasser in sie hinein. Diese so genannte Natrium-Kalium-Pumpe sorgt überall in der Natur seit Milliarden Jahren für das Innenleben der Zellen, bei Tieren und Pflanzen ebenso wie bei uns Menschen. Je natürlicher wir uns ernähren, je weniger Fertigprodukte, Mikrowellen- und Tiefkühlkost, Junk Food, Dosenwaren usw. wir konsumieren, desto mehr versorgen wir unsere stets durstigen Zellen auch mit dem kostbaren Lebenselixier Wasser.

Die Natrium-Kalium-Pumpe

Unsere rund 70 Billionen Körperzellen sind in die extrazelluläre Flüssigkeit eingebettet. Hier entladen unendlich feine Blutgefäße ihren kostbaren Tramsport an Biostoffen, Zellen nehmen Vitamine, Spurenelemente, Eiweiß, Sauerstoff usw. aus dieser „Nährstoffsuppe" auf. Dies geschieht freilich nicht von allein, sondern über die gegensätzliche Wirkung elektrisch aufgeladener Ionen. Für die Natur war die Entwicklung dieses Beförderungswegs eine knifflige Aufgabe. Wann immer ein Natrium-Ion aus der Zelle ausgestoßen wird, schlüpft ein Kalium-Ion in die Zelle hinein. Wenn Kalium in der extrazellulären Flüssigkeit fehlt, bleibt die Pumpe stehen. Ein Nährstofftransport in die Zelle hinein ist dann biochemisch unmöglich. Wenn Kalium lediglich begrenzt vorhanden ist, kann die Zelle auch nur begrenzt mit Biostoffen versorgt werden. Genau dies ist der Knackpunkt, warum Menschen in unserer zivilisierten Welt oft so bestürzend rasch altern, während z. B. bei den Hunzas Männer und Frauen 120 Jahre oder älter werden.

Wenn wir eine Rettichscheibe auf einen Teller legen und mit Salz bestreuen, werden wir feststellen, dass die Rettichoberfläche bald ganz nass wird – als Folge davon, dass das im Salz befindliche Natrium (und auch der zweite Inhaltsstoff Chlorid) den Rettichzellen Wasser entzieht. Dieser Vorgang wird als Osmose bezeichnet. An diesem Beispiel erkennen wir schon ganz deutlich, wie Salz auch unseren Zellen ihr kostbares Zytoplasma-Wasser entzieht und sie auf diese Weise austrocknet. Wir haben alle gelernt, dass ein Schiffbrüchiger, der im Rettungsboot auf dem einsamen Ozean dahinschaukelt, seinen Durst niemals mit Meerwasser stillen darf. Das darin enthaltene Salz würde seinen Zellen ihre Flüssigkeit entziehen und sie auf diese Weise austrocknen. Er würde also innerlich verdursten. Naturvölker ernähren sich mit naturbelassenen Lebensmitteln, in denen sich das Verhältnis von Natrium zu Kalium stets im optimalen Verhältnis befindet. Unsere Körperflüssigkeiten, wie Blut, Lymphe, Tränenflüssigkeit, Schweiß oder Speichel, enthalten im Wesentlichen die gleiche Komposition an Elektrolyten, wie sie vor urdenklichen Zeiten, zu Beginn der biologischen Evolution, in den Ozeanen geherrscht hat.

WAS NATRIUM IN UNSEREM STOFFWECHSEL BEWIRKT

- *Dieses Mineral entzieht den Zellen Wasser – und damit auch gleichzeitig Abfall- und Schadstoffe, die zunächst in der extrazellulären Flüssigkeit im Bindegewebe abgelagert und anschließend über Lymphe und Blut ganz abtransportiert werden.*
- *Zuwenig Natrium bedeutet ebenfalls gedrosselter Nährstofftransport. Zellen erhalten dann zu wenig Vitamine und andere Biostoffe. Und sie können nicht ausreichend Schlacken und Säuren ausscheiden.*
- *Wenn wir zu salzreich essen, z. B. eine Bratwurst mit Pommes frites und Majonäse, steigern sich Natrium-Konzentrationen im Blut, Zellen wird zu viel Wasser entzogen. Dann sinkt der Zellstoffwechsel oft beträchtlich ab, Zellen sind nur noch begrenzt leistungsfähig, als Folge davon werden wir müde, unruhig und gereizt.*
- *Außerdem verengt Natrium die Gefäße, damit will sich unsere innere Natur gegen den zu hohen Salzangriff auf Zellen schützen. Verengte Arterien bedeutet steigender Blutdruck.*
- *Und weil Natrium außerdem auch noch viel Wasser bindet, steigt das Blutvolumen an – der Blutdruck klettert noch weiter nach oben, vergleichbar einem Gartenschlauch, durch den unter hohem Druck mehr Wasser gepresst wird. Für Personen, die ohnehin unter einem erhöhten Blutdruck leiden, steigen damit auch die Risiken für einen möglichen Herzanfall.*

WAS KALIUM IN UNSEREM STOFFWECHSEL BEWIRKT

- *Dieses Mineral füttert Zellen mit Wasser. Und weil ausschließlich einströmendes Wasser Biostoffe in die Zellen einschleusen kann, ist Kalium unverzichtbar für die Nährstoffversorgung in unserem Gewebe.*
- *Pflanzliche Nahrungsmittel sind seit Urzeiten Grundversorgung für alle Tiere. Da trifft es sich gut, dass Obst und Gemüse, Früchte, Blätter, Knospen oder Keime enorm reich an Kalium sind – und gleichzeitig (praktisch ohne Ausnahme) an allen Nährstoffen. Die nimmt das tüchtige Mineral also quasi auf seinem Weg ins Innere der Zelle gleich mit.*
- *Hier definiert sich eine weitere Erklärung dafür, weshalb die Menschen im Hunza-Tal, in Vilcabamba, Abchasien oder auch auf Okinawa so außerordentlich lange leben und bis ins hohe Alter gesund bleiben.*
- *Fleisch ist bei ihnen ohnehin Mangelware. Jedes Kotelett oder Schnitzel muss ja tüchtig gesalzen werden, damit es überhaupt schmeckt. Und Salz ist nun mal der Gegenspieler des segensreichen Minerals Kalium. Eine weitgehend vegetarische Ernährung schenkt dem Organismus alles, was er für seine Gesundheit benötigt. Und sie ist wasserreich, Beeren, Aprikosen, Äpfel, Gurken, Melonen usw. bestehen schließlich bis zu 90 oder mehr Prozent aus nährstoffreichem Wasser.*
- *Eine solche Kost ist Lieblingsfutter unserer Gewebe. Sie hält den Stoffwechsel stets auf idealem Niveau, belastet den Kreislauf nicht, sorgt für eine perfekte Verdauung, macht hohe Cholesterin- oder Blutfettwerte unmöglich, hält mental und körperlich fit.*
- *Wenn sich dann noch ausreichend Schlaf und Bewegung in sauerstoffreicher Luft hinzu gesellen, können Zellen ihr Potenzial an Lebensfähigkeit entfalten. Es gibt für sie keine Altersprozesse, sie bleiben jung.*

Die Hunzas stehen repräsentativ für gesundes Leben. Von ihnen können wir lernen, wie wir uns Gelassenheit, bestens aufgepäppelte Körperzellen, eine optimistische Grundhaltung und feste Knochen aneignen. Stattdessen versuchen wir Naturvölkern klarzumachen, dass wahre Gesundheit in unseren Apotheken und Arztpraxen daheim ist. Das Resultat sieht so aus, dass bei uns

- mehr als die Hälfte aller Menschen übergewichtig ist,
- jeder dritte zu hohe Blutfett- oder Cholesterinwerte hat,
- jeder dritte Erwachsene einen zu hohen Blutdruck hat,
- außerdem (wie auch viele Kinder und Heranwachsende) Diabetiker oder zumindest bereits Prädiabetiker ist,
- unter Schlafstörungen leidet,
- sowie unter nervösen Symptomen, depressiven Verstimmungen, Gereiztheit, chronischer Müdigkeit usw.

Bei den Hunzas sind derlei Erscheinungen unbekannt. Sie leben noch immer im Einklang mit den ehernen genetischen Gesetzen, wie sie in der Natur, bei allen Tieren und Pflanzen herrschen. Sie empfinden sich als Teil des Windes und des Regens, der Wälder, Felder und Berge, des Himmels über ihnen und des fruchtbaren Erdreichs unter ihren Füßen. Dies macht sie, bei all ihrer bescheidenen Lebensweise, zum Vorbild für uns. Je mehr wir ihnen nacheifern, desto mehr eröffnen sich auch uns Perspektiven für ein langes Leben in jugendlicher Gesundheit.

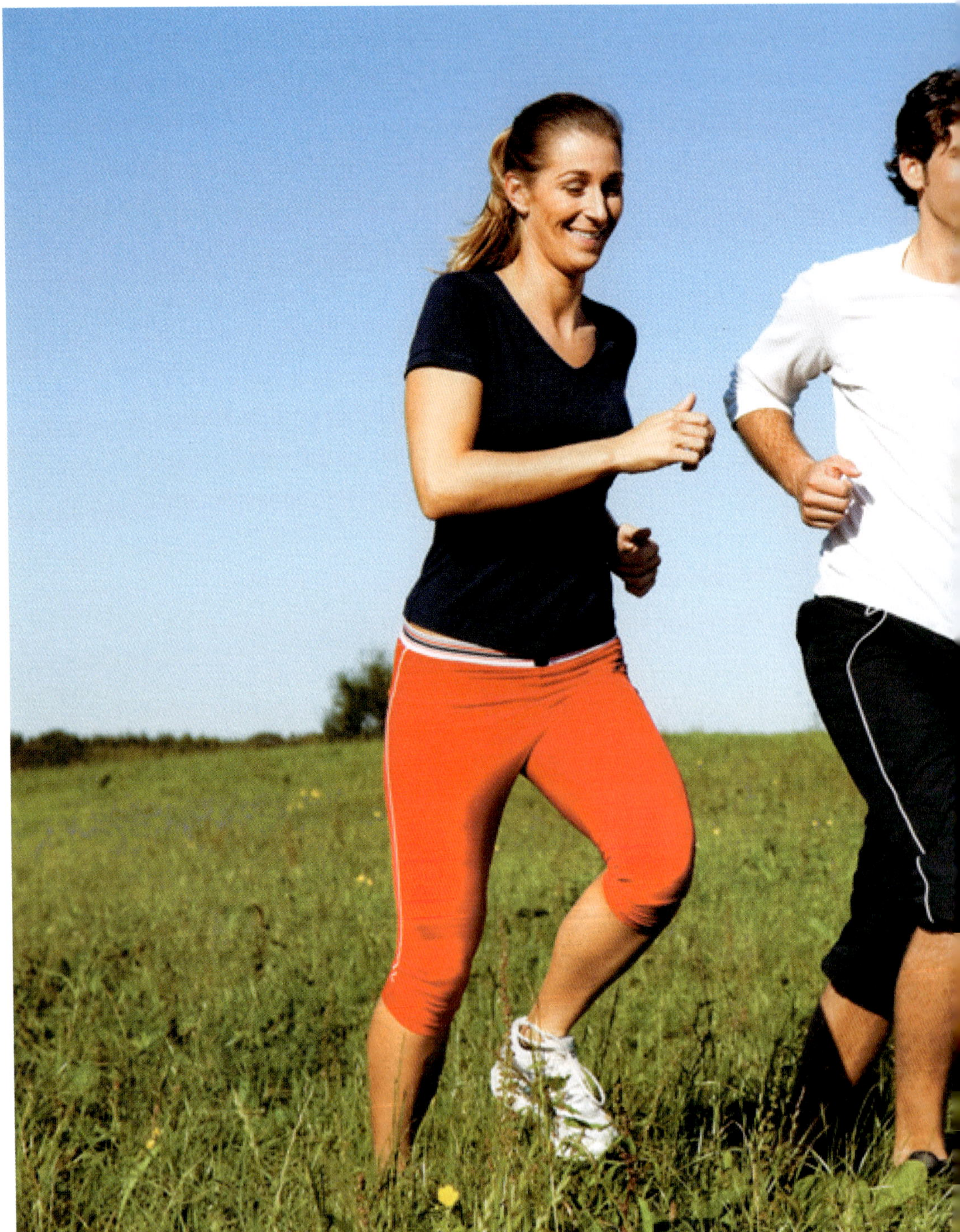

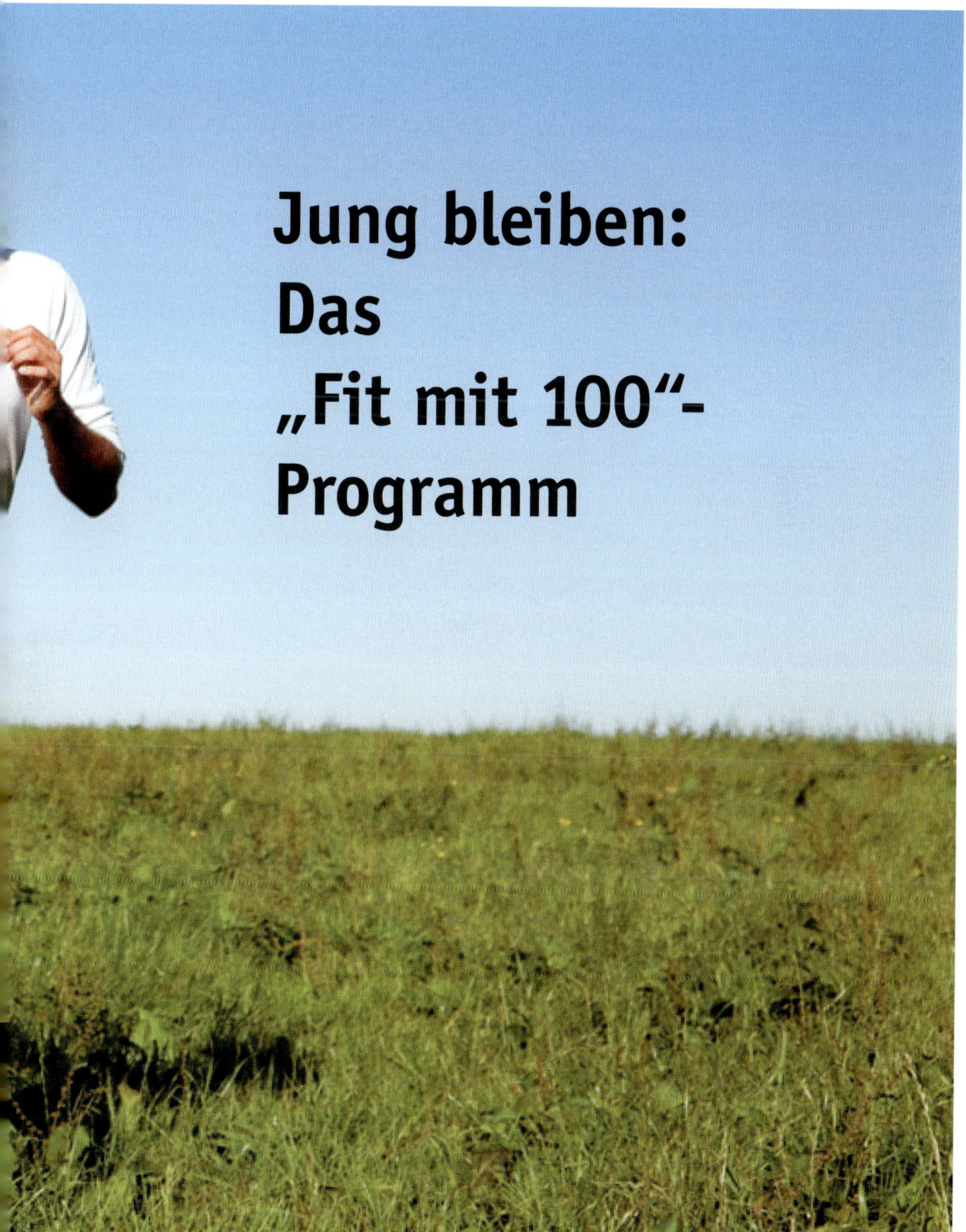

Jung bleiben: Das „Fit mit 100“-Programm

Jugendlichkeit beginnt in der Körperzelle. Wir haben 70 Billionen davon, und jede einzelne will gut genährt und durch Immunstoffe geschützt sein. Dann bleibt so eine Zelle gesund, und sie kann auch ein hohes Alter erreichen. Damit aber Zellen unversehrt und leistungsfähig bleiben, sind zwei Faktoren wichtig:

1) Eine Ernährung, die reich an Biostoffen ist,

2) Bewegung, damit Blutfluss und Nährstofftransport in die Zelle optimal funktionieren. Sich bewegen heißt nicht nur wandern, laufen, schwimmen oder unseren Körper anderweitig trainieren, sondern auch Stoffwechselbetriebsamkeit innerhalb aller rund 70 Billionen Körperzellen. Altersprozesse beschleunigen sich stets über einen zu gemächlich dahin dümpelnden Stoffwechsel. Zellen sind wie kleine Kinder, sie wollen stets aktiv und beschäftigt sein.

Gesunde Ernährung besteht aus naturbelassenen Lebensmitteln mit ihrer Komposition aus Vitaminen, Mineralien, Eiweiß und anderen Biostoffen. Darauf ist unser Stoffwechsel seit Jahrmillionen genetisch eingerichtet. Dementsprechend sind Spinat, Kohlrabi, Linsen, Äpfel oder Erdbeeren kerngesunde Nahrungsmittel, die mithelfen uns jung und fit zu erhalten. Sie sind gleichzeitig Arzneimittel aus der wundervollen Apotheke der Natur. Hingegen sind alle raffinierten, also industriell verfeinerten Lebensmittel geeignet, Zellen zu schwächen, ihren Stoffwechsel zu drosseln und Alterprozesse zu beschleunigen. Dazu zählen helle Mehlprodukte wie Pasta, Weißbrot oder Kuchen, weißer Reis sowie Süßigkeiten und alle künstlich gesüßten Getränke.

Die Stoffwechsel-Turbos

Wenn im Frühjahr die Samen im Erdboden sprießen, entwickeln sie ein unvorstellbar hohes Maß an Mitosen, der Zellteilung. Nichts in der Natur ist stoffwechselfreudiger als diese Keimlinge neuen Lebens, sie gehören zu den effektivsten Jungmachern in der Natur:

- Samen
- Kerne
- Sprossen
- Keime

Sprossen kann man gut auf dem Fensterbrett selbst ziehen und damit Salate, Rohkostplatten, Soßen oder Suppen garnieren. Um Sprossen herzustellen, eignen sich die Samen praktisch aller Gemüse- oder Getreidesorten, von Brokkoli, Gerste, Radieschen, Erbsen bis hin zu Kresse, Senf oder Roggen. Ratgeberbücher für dieses interessante und lehrreiche Hobby gibt es im Buchhandel. Samen, Kerne und Keime sind außerdem idealer Fatburning-Snack. Eine Handvoll oder auch nur ein Esslöffel davon stillt den Hunger, wirkt lipolytisch (Fett schmelzend) – und schmeckt auch noch gut.

Überall dort, wo in der Natur die Zellteilung auf Hochtouren läuft, entsteht jugendliches Gewebe. So z. B. in unseren Kindern, die ja rasch wachsen sollen.

Aber auch in allen jungen Pflanzen, insbesondere in Grüngemüse oder -salat, deren Pflanzenzellen sich unter Mitwirkung von Magnesium im Eiltempo teilen und für einen beschleunigten Stoffwechsel sorgen. Dazu zählen ganz besonders

- Spinat
- Brokkoli
- Lauch
- Mangold
- Feldsalat
- Kopfsalat
- Rucola

Die darin enthaltenen stoffwechselfreudigen Enzyme, Hormone und Biomoleküle stimulieren bereits in unserem Magen dynamische Prozesse, regen Minuten nach einer entsprechenden Mahlzeit den Zellstoffwechsel an. Nahrungsbestandteile in Brötchen, Pizza, Nudeln oder süßen Kuchen bzw. Torten sind hingegen „tot“. Sie bremsen den Zellstoffwechsel, machen müde, schlapp und lustlos.

Was bedeutet eigentlich Stoffwechsel?

In unserem Körper, in jeder einzelnen Zelle, kommt es in jeder Sekunde unseres Lebens zu chemischen Reaktionen. Nahrungsmittel, wie Bohnen, Brombeeren oder Pilze werden abgebaut, aus winzigen Bausteinen entstehen neue Moleküle. Hunderte Enzyme sorgen für diese Stoffwechselschritte, die nötige Energie dafür wird in speziellen Energiebrennkammern erzeugt, den Mitochondrien. Je mehr Energie wir in unserem Gewebe produzieren, und je mehr an chemischen Reaktionen unser Gewebe generiert, desto lebendiger sind nicht nur unsere Zellen, sondern auch wir als Gesamtorganismus, und desto jünger bleiben wir auch. Jung bleiben und gesund alt werden bedeutet demnach in erster Linie, unseren Stoffwechsel in Schwung zu bringen und auf hohem Niveau zu halten.

So genannte Ribosomen in dem großen wässrigen Inneren unserer Zellen bauen aus Aminosäuren, den kleinen Eiweißbausteinen, Zellproteine zusammen. Dabei helfen ihnen Vitamine, Mineralien und andere gesunde Substanzen. Die Herzmuskelzelle eines gesunden Menschen enthält etwa 200.000 solcher Ribosomen, in unserem Körper werden pro Tag Trillionen Eiweißmoleküle synthetisiert – eine unvorstellbar hohe Zahl. Diese Stoffwechselreaktionen vollziehen sich in einem unvorstellbaren Tempo, viele Enzyme katalysieren bis zu 10.000 chemische Reaktionen pro Sekunde. Weil rote Blutkörperchen für uns so wichtig sind, sorgen bestimmte Enzyme, die Carboanhydrasen, für einen extrem beschleunigten Umbau von Kohlendioxid und Wasser zu Kohlensäure. Ein solches Enzym kann 600.000 solcher chemischen Reaktionen innerhalb nur einer einzigen Sekunde aktivieren. In unserem Inneren spielen sich also atemberaubende Ereignisse ab. Und es wird schon klar, dass ein Stoffwechsel, der aufgrund von Nährstoffmangel gebremst wird, alt macht, andererseits durch die Zufuhr von Vitaminen, Spurenelementen oder Enzymen aber rasant beschleunigt und verjüngt werden kann.

Leber & Pankreas: Das Super-Duo

Der Abbau von Nahrungsmitteln beginnt bereits in der Mundhöhle. Deren Schleimhäute sekretieren das Enzym Amylase, das Kohlenhydrate zu Glukose zersetzt. Die Nahrungsverwertung setzt sich im Magen fort und erreicht schließlich im Darm ihre höchste Aktivität. Hier pumpt die Bauchspeicheldrüse ihre Verdauungsenzyme in den Darmsaft:

- Amylase für Kohlenhydrate
- Proteasen für den Abbau von Eiweiß
- Lipasen für die Zersetzung von Fett
- Nukleasen für die Zerkleinerung der Nukleinsäuren zu Nukleotiden, den verjüngenden Elementen, aus denen sich die Gene und Chromosomen der Zellkerne zusammenfügen.

Je naturbelassener unsere Nahrung ist, desto leichter lässt sie sich verwerten und in ihre Einzelteile zerlegen. Dies hat die Natur genetisch im Laufe ihrer biologischen Evolution so eingerichtet. Dieses Gesetz gilt für Menschen ebenso wie für alle Tiere und auch für Pflanzen, die ja ebenfalls ausschließlich natürlich-gesunde Lebensmoleküle aufnehmen und in ihrem Stoffwechsel verwerten.

Die Hauptarbeit bei der Nährstoffverwertung bewältigen gemeinsam die Leber und die Bauchspeicheldrüse, das Pankreas. Die nur knapp 20 Zentimeter große und 70 bis 80 Gramm leichte Bauchspeicheldrüse arbeitet nach einer Mahlzeit auf Hochtouren, um ihre Enzyme zu synthetisieren und in das Darmlumen, das Innere des Darms abzugeben. Bei der Verdauung und Verwertung helfen ihr wiederum Enzyme, die in gesunder Nahrung bereits enthalten sind. Eine optimale Verdauung zeigt sich zuerst darin, dass kein oder kaum Stuhlgeruch entsteht. Ist ja auch verständlich: Wenn der Nahrungsbrei perfekt abgebaut wird, entstehen keine Fäulnis- oder Gärungsprodukte. Außerdem werden die bioaktiven Nahrungsmoleküle vollkommen über die Darmschleimhaut ins Blut aufgenommen. Dies bedeutet gleichzeitig, dass man schneller satt wird, länger satt bleibt und dementsprechend mit weniger Nahrung, also auch mit weniger Kalorien auskommt.

Nachdem der Darm seinen Job erfüllt hat, strömen die Biostoffe durch seine Schleimhaut ins Blut und zu den Zellen. Die meisten Nährstoffe wandern allerdings erst einmal in die Leber, wo sie geprüft und für Stoffwechselreaktionen eingesetzt werden. Schad- oder Giftstoffe werden von ihr neutralisiert oder ausgeschieden. Die Leber ist unser größtes Organ, sie wiegt etwa eineinhalb Kilo, ihre Zellen – die Hepatozyten – produzieren lebenswichtige Blutproteine, wie z. B. Albumin oder Prothrombin, und sie helfen auch für einen gesunden Hormonhaushalt mit. Leber und Pan-

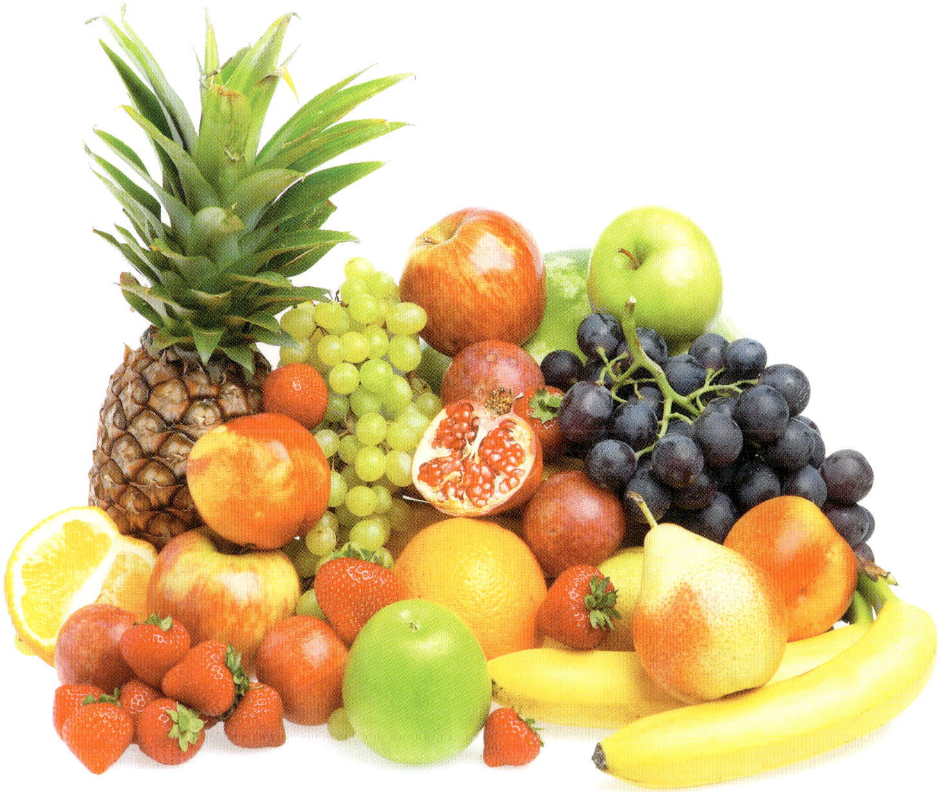

kreas sind sehr auf kerngesunde Nahrung angewiesen, um funktionsfrei zu arbeiten und den Körper jung zu erhalten. Fettes, Süßes oder auch ein Übermaß an hellen Mehlprodukten (wie Weißbrot, Pasta usw.) hemmen den Stoffwechsel dieser beiden bedeutenden Organe und helfen auf diese Weise mit, Altersprozesse zu beschleunigen.

HUNZAS LIEBEN OBST & GEMÜSE

- *Diese Lebensmittel sind nämlich am stoffwechselfreudigsten, ihre Inhaltsstoffe gelangen rasch übers Blut ins Gewebe.*
- *Was für Jugendlichkeit ganz entscheidend ist: Fenchel, Tomaten, Birnen oder Weintrauben enthalten Fruchtsäuren, die in Belegzellen der Magenschleimhaut die Synthese von Salzsäure anregen, die den Magensaft saurer macht. Dadurch wird Nahrungseiweiß besser vorverdaut, man kommt mit leichteren und kleineren Mahlzeiten aus.*
- *Die Proteine aus pflanzlichen Lebensmitteln werden deshalb bis zu 60 Mal besser verwertet als jene in tierischer Kost. Daraus erklärt sich die Tatsache, dass sehr große Tiere, wie Elefanten oder Kühe, ihren enormen Eiweißbedarf problemlos durch Blätter, Gräser oder Früchte decken.*
- *Hinzu kommt, dass die in Obst und Gemüse enthaltenen Vitamine sämtliche Stoffwechselvorgänge in unserem Gewebe vorbereiten. Deshalb werden sie aus dem Nahrungsbrei im Darm auch beschleunigt freigesetzt und übers Blut zu den Zellen transportiert.*
- *Diese kerngesunden Nahrungsmittel sind zudem reich an B-Vitaminen, die den gesamten Kohlenhydrat-, Eiweiß- und Fettstoffwechsel im Körper beherrschen und stimulieren, Zellen verjüngen und uns mental und körperlich vitalisieren.*
- *Nicht umsonst leben Vegetarier oder Menschen, die nur wenig Fleisch essen, statistisch gesehen länger, und sie bleiben auch länger jung und gesund. Die Hunzas im Karakorum-Gebirge, aber auch Menschen vieler anderer Naturvölker, mögen zwar arm sein, Volkskrankheiten wie Krebs, Diabetes, Arteriosklerose oder auch depressive Verstimmungen sind bei ihnen jedoch weitgehend unbekannt. Und was ebenfalls verblüfft: Es gibt unter ihnen kaum oder gar keine übergewichtigen Männer, Frauen oder Kinder.*

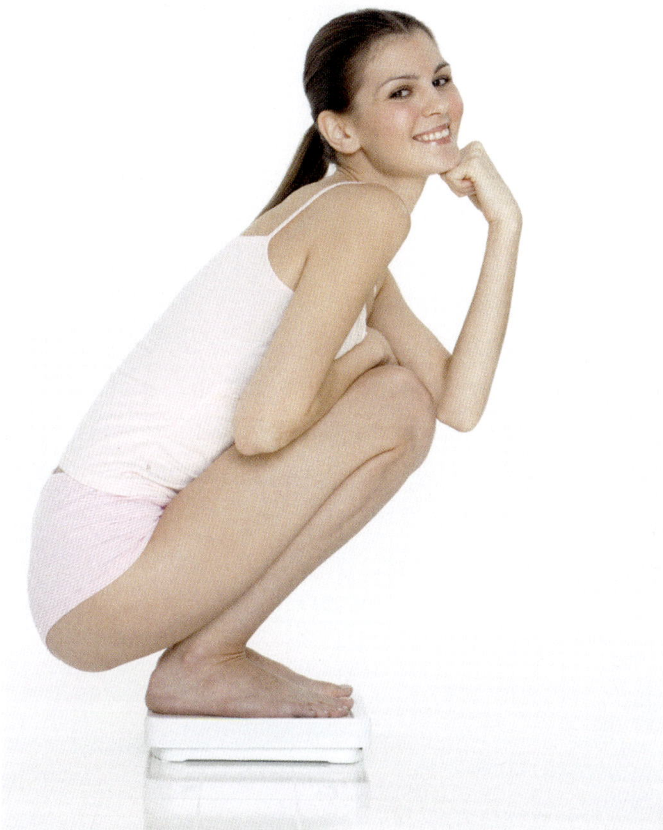

Ein Leben lang schlank & jung

Die Natur wünscht sich, dass alle ihre Lebewesen schlank und gesund bleiben. Denn nur auf diese Weise kann kerngesundes Erbgut über Generationen hinweg weitergetragen werden – als Garant für eine paradiesische Vielfalt an Lebensformen auf der Erde. Dementsprechend hilft die Natur tatkräftig mit, uns von Übergewicht zu befreien. Unser Organismus ist Tag und Nacht darauf eingerichtet, zielstrebig an seiner eigenen Gesundheit mitzuwirken, z. B. intensiv auch am Abbau von Fettpolstern, die ihn nur belasten und die er für die Ausprägung seiner gesunden Organfunktionen nicht braucht.

INTERESSANTES ÜBER UNSERE FETTZELLEN

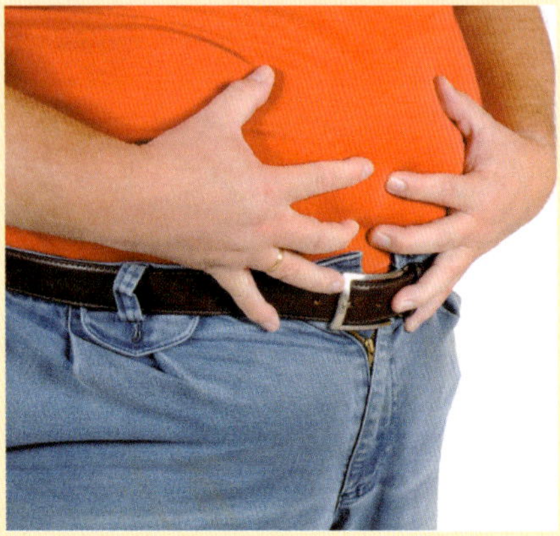

- *Sie haben selbst einen hoch aktiven Stoffwechsel, enthalten viel Eiweiß und sogar bis zu acht Prozent Wasser. Ihre Aufgabe ist es, Fettmoleküle zu speichern und bei Bedarf abzugeben, damit vorwiegend unsere Muskeln stets mit Energierohstoff versorgt sind und wir für eventuelle Hungerperioden ausreichend Energierohstoff gehortet haben.*
- *Fettzellen sind winzig klein, wiegen nur etwa ein Millionstel Gramm, können aber bei Fehlernährung bis zum 400fachen ihrer ursprünglichen Größe aufquellen. Was sich oft verheerend auswirkt: Wenn wir uns über viele Jahre hinweg ungesund ernähren, mit viel Fettem, Süßem und hellen Mehlprodukten, entstehen in unserem Körper zusätzliche Fettzellen, speziell im Unterhautgewebe, um die Organe herum sowie im Bereich von Hüften, Po, Oberschenkeln und Bauch.*
- *Was kaum jemand weiß: Selbst schlanke Menschen verfügen noch über rund 30 Milliarden zusätzliche so genannte Präadipozyten. Dies sind grundsätzlich leere Fettzellen die aber ebenfalls mit Triglyzeriden vollgestopft werden können. Dafür hat die Natur gesorgt, die gegebenenfalls zusätzliche Energiereserven aufbaut, so etwa bei Grizzly-Bären oder Murmeltieren, die vor dem Winterschlaf noch einmal reichlich Depotspeck anreichern müssen. Wir Menschen benötigen diese Reservefettzellen nicht. Doch leider: Viele Männer und Frauen nehmen Tag für Tag weitaus mehr Kalorien auf, als sie für ihren Energiebedarf benötigen. Zwangsläufig saugen dann die Präadipozyten nach und nach ebenfalls hässlich-gelbe Triglyzeriden auf – und die Fettpolster wachsen.*

Gesundes Frühstück für die schlanke Linie

Bei den meisten Übergewichtigen fängt das Dickwerden schon morgens mit dem Frühstück an. Butterbrot mit Marmelade, Schinken-Sandwich oder ein Käsebrötchen zum zuckersüßen Kaffee – da regen sich bereits mit den ersten Bissen Amylase-Enzyme in der Mundhöhle, die über hormonelle Fernsteuerung bestimmte Lipasen aufwecken, die in der Innenauskleidung von Arterienwänden rund um Fettzellen sitzen. Die bereiten sich schon jetzt auf das Eintreffen von Triglyzeriden vor. Diese Fettmoleküle bestehen aus Glyzerin und drei Molekülen freier Fettsäuren (daher die Bezeichnung Triglyzeride), werden zunächst getrennt, dann in der Fettzelle wieder zusammengebaut, wo sie fortan zum Depotbestand des Reservefetts gehören.

Dies wäre für sich selbst nicht weiter schlimm, wenn diese Lipasen nicht zunächst die Fettfreisetzung (die Lipolyse) blockieren würden. Mit anderen Worten: Das falsche Frühstück sperrt Fettzellen zu, die nehmen dann zwar Triglyzeride auf, geben aber keine ab. Auf diese Weise kann eine einzelne Cremeschnitte sämtliche Abspeckbemühungen für den ganzen Tag zunichte machen. Die Menschen in den Anden-Hochtälern, auf Okinawa oder auch in Afrika frühstücken morgens oft gar nicht mehr als eine einzige Banane, Aprikose oder ein paar Datteln bzw. Feigen. Die sind alle sehr reich an Biostoffen, nichts anderes als eine geballte Ladung Gesundheit. Sie regen in den Morgen- und Vormittagsstunden den Stoffwechsel an – und bauen auf diese Weise Körperfett ab. Von Naturvölkern können wir also viel lernen.

DIE BESTEN LIPOLYTISCHEN LEBENSMITTEL

Lipolytisch bedeutet Fett schmelzend und freisetzend. Obst, Gemüse, Hülsenfrüchte oder alle anderen pflanzlichen Nahrungsmittel machen satt und sind gleichzeitig potente Fatburner. Schon die Umstellung auf lediglich einen oder zwei vegetarische Ernährungstage pro Woche kann Wunder bewirken. Die kann man dann täglich an der Fußbodenwaage ablesen.

Obst macht schlank

- Zitronen
- Grapefruit
- Orangen
- Ananas
- Mango
- Kiwi

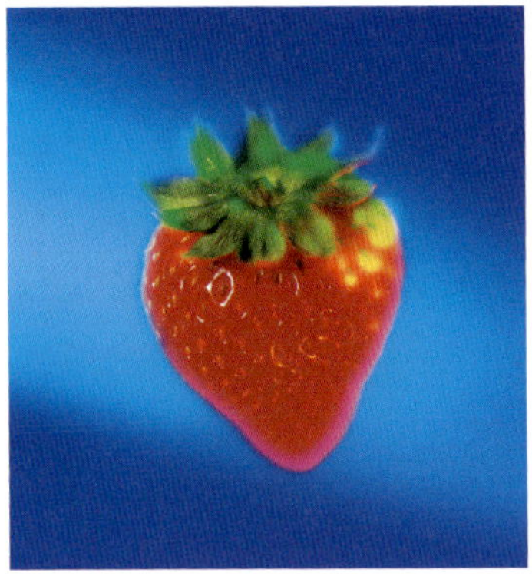

- Äpfel
- Birnen
- Pflaumen
- Aprikosen
- Pfirsiche
- Mirabellen
- Sauerkirschen

- Brombeeren
- Erdbeeren
- Himbeeren
- Heidelbeeren
- Johannisbeeren
- Preiselbeeren
- Sanddornbeeren
- Stachelbeeren
- Weintrauben

Abnehmen mit Gemüse

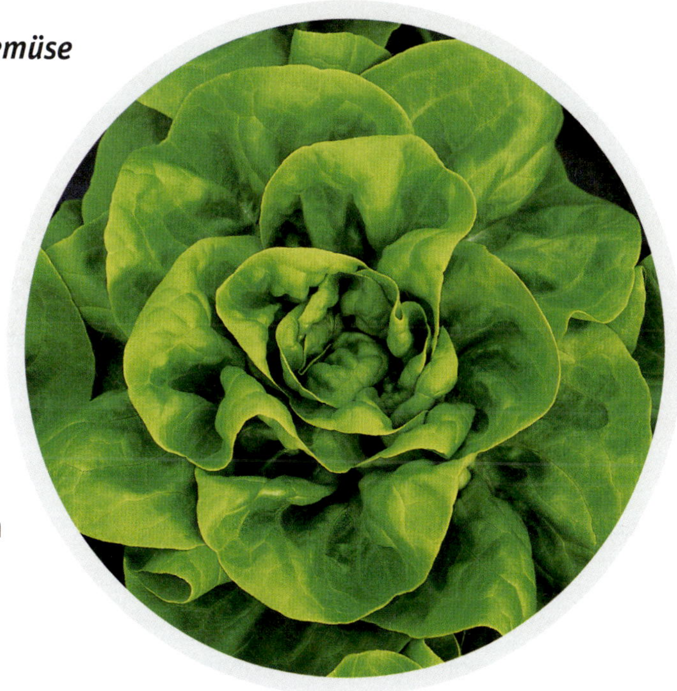

- Kartoffeln
- Knoblauch
- Sellerie
- Kohlrabi
- Karotten
- Lauch
- Rettich
- Radieschen
- Rote Rüben
- Schwarzwurzeln
- Zwiebeln

- Artischocken
- Brokkoli
- Spinat
- Mangold
- Rhabarber
- Spargel

- Chicoree
- Feldsalat
- Kopfsalat
- Endivie

- Kürbis
- Tomaten
- Paprika

- Melonen
- Zucchini
- Gurken

Beauty: Schönheit kommt von innen

Eine jugendlich-glatte Haut wird stets durch ein gesundes Bindegewebe gepolstert – und dieses Kollagen kann nur über die Blut- und Nährstoffversorgung von innen gekräftigt werden. Dasselbe gilt für unser Haar, dessen Follikel im Haarboden auf die stete Zufuhr an wichtigen Biostoffen angewiesen sind, um Farbkraft, seidigen Glanz und Fülle zu synthetisieren. Und auch unsere Finger- und Fußnägel brauchen spezielle Nährstoffe, wie z. B. viel Schwefel und ungesättigte Fettsäuren, damit sie nicht trocken, rissig und brüchig werden.

Haut- und Haarzellen werden auf genau dieselbe Weise jung und gesund erhalten wie alle anderen Zellen im Körper auch. Über feinste Kapillaren der Blutgefäße strömen ihnen Vitamine, Spurenelemente, Eiweiß oder wertvolle Fettsäuren zu und stimulieren ihren Stoffwechsel. Deshalb lässt sich Schönheit von außen nicht auftragen, weder durch Feuchtigkeitscremes, Haarfestiger, Shampoos oder Vitaminsalben. Im Gegenteil: Die stören nur die Zelltätigkeit, hemmen die Ausprägung natürlicher Schönheitsmerkmale und lassen Haut, Haar und Nägel schneller altern. Was unsere Haut und unser Haar hingegen lieben, sind natürliche Witterungseinflüsse:

- Sonne
- Regen
- Nebel
- Wind
- Kälte
- Schnee
- Frost

Der Wechsel von Sonne und Wärme mit kühleren Temperaturen oder Nässe aktiviert den Stoffwechsel in unseren Haut- und Haarzellen. Davon profitiert unsere Schönheit ebenso wie das schöne und jugendliche Fell-, Feder- oder Schuppenkleid aller Tiere in freier Natur. Und auch die Pflanzen entfalten ihren Reichtum an Attraktivität unter dem Einfluss wechselnder Witterungsbedingungen. Sie lieben den Regen, der von ihren Blättern abperlt, ebenso wie den Tau oder die Strahlen der Morgensonne, der ihre Zellen Tag für Tag zu neuem Leben erweckt.

Jugendliche Haut

Sie ist mit etwa zwei Metern Gesamtfläche unser größtes Organ, allerdings wie kein anderer Körperteil – die Schleimhäute ausgeschlossen – feindlichen Angriffen von außen ausgesetzt: Bakterien, Viren, Pilze, Keime, andere Parasiten, Schad- und Giftstoffe. Dagegen schützt sie sich mit einem kostbaren feinen Hautfilm, der aus ranzigem Cholesterin, abgeschilfertem Eiweiß, Schweiß, Säuren und guten Schutzbakterien besteht. Die schlimmste Hautsünde ist deshalb das Wegrubbeln dieses Schutzfilms mit aggressiv-ätzenden Reinigern oder Seifen. Unter dem Einfluss von Sonne, Luft und Luftfeuchtigkeit reinigt sich die Haut selbst. Allzu häufiges Waschen schadet ihr, dann verliert die Haut ihren natürlichen Schutz einschließlich ihrer eigenen Abwehrbakterien, sie ist Allergenen und aggressiven Mikroorganismen hilflos ausgeliefert. Empfehlung: hautfreundliche pH-neutrale Shampoos und Seifen am besten in der Apotheke kaufen.

INTERESSANTES ÜBER UNSERE HAUT

- *Sie ist zwischen einem halben und 2 Millimeter dick und besteht aus den drei Schichten Oberhaut (Epidermis), die kaum Blutgefäße aufweist, Lederhaut mit viel Kollagen sowie dem fettreichen Unterhautgewebe.*
- *Ein Fleck Gesichtshaut, nicht größer als eine kleine Briefmarke, enthält etwa einen Meter Blutgefäße, vier Meter feine Nerven, rund 20 Öldrüsen und mehr als 50 Haarbalgdrüsen, 100 Schweißdrüsen, viele tausend Pigmentzellen für die Hautbräune, eineinhalb Meter Lymphgefäße und rund 25 Nervenendigungen.*
- *In bestimmten cholesterinhaltigen Zellen synthetisiert die Haut – stimuliert durch Sonnenstrahlen – Vitamin D_3, das unter anderem für den Knochenbau und für kräftige Zähne unerlässlich ist. Dass bei Tieren in freier Natur – und ebenso bei Naturvölkern wie den Hunzas – Osteoporose weitgehend unbekannt ist, hängt mit der ausreichenden Exposition gegenüber dem Tageslicht zusammen.*
- *Die Haut hilft auch mit, die Körpertemperatur zu regulieren. Sie dünstet tagsüber und nachts bis zu einem Liter Wasser aus, bei körperlichen Anstrengung und starkem mentalen Stress noch weitaus mehr.*

Jugend aus dem Bindegewebe

Der Unterbau unserer Haut aus Kollagen mit Fettanteilen polstert unsere Haut, sodass sich keine Falten, Runzeln oder Krähenfüße bilden können. Das Bindegewebe ist demnach für unser äußeres Erscheinungsbild außerordentlich wichtig. Es ist ein extrem festes Gewebe aus nahezu unzerreißbaren Elastinfasern, allerdings auch auf die ständige Zufuhr von Biostoffen über die Blutbahn angewiesen. Tagsüber wird unser Bindegewebe sehr gestresst und geschwächt, deshalb sehen wir ja abends vor dem Badezimmerspiegel auch meist älter und auch angegriffener aus. Kollagen kann sich stets nur im Ruhezustand erholen, ganz besonders während des Schlafs in den Nachtstunden.

- Kollagen ist ein Gewebe aus faserartigen hellen Großmolekülen, die jeweils rund 1.000 Aminosäuren (Eiweißbausteine) oder 16.000 Atome enthalten. Da wird schon klar, dass wir viel Eiweiß benötigen, damit die Kollagen bildenden Fibrozyten, die Bindegewebszellen, auch immer wieder verjüngt werden können.
- Gesundes Kollagen federt, z. B. im Gesicht unter der Oberhaut, Druck ab, dehnt sich gummiartig, findet unverzüglich zur ursprünglich-glatten Form zurück. Diese flexible Festigkeit behält eine gesund ernährte Haut ein Leben lang.
- Zunächst bauen Vitamin C-aktive Enzyme mit Hilfe von Sauerstoff und Eisen so genanntes Prokollagen, Vorläufer der eigentlichen Bindegewebszellen, wobei viel von den beiden Eiweißbausteinen Prolin und Lysin benötigt wird. Anschließend wird dieser Kollagenrohstoff mit Hilfe von Zink-Enzymen in das eigentliche Bindegewebe eingebaut.
- Vitamin C (das in frischem Obst und Gemüse reich enthalten ist) ist außerdem Träger bestimmter Sulfat-Gruppen, wie z. B. Dermatin oder dem Hautschwefel. Daraus entsteht das unverzichtbare weiche Gel, das unserer Haut Geschmeidigkeit und Feuchtigkeit spendet. Schwefelarme Haut ist stets spröde, trocken und auch rissig.

Unsere Haut kann immer nur von innen, über den Stoffwechsel und die Blutversorgung verjüngt und erneuert werden. Dies funktioniert freilich nur, wenn wir uns kerngesund ernähren. Das Spurenelement Zink ist sehr reich in allen Getreidearten und in Naturreis enthalten, Schwefel in Knoblauch, Zwiebeln, Milch, Käse und anderen Milchprodukten, in Gemüse und Salat.

Feuchtigkeit für die Haut

Damit unsere Haut nicht austrocknet, müssen ihre Zellen nach außen abgedichtet sein – nicht anders als die Zellen von Pflanzen, von denen der Regen abperlt und die von ihrem lebenswichtigen Zellwasser nichts verlieren wollen. Deshalb produziert unsere Haut ihre eigene Feuchtigkeitscreme, die allen Salben, Lotionen, Cremes oder Tinkturen aus Apotheken oder Drogerien weit überlegen ist. Die Epidermis, die Oberhaut, hat einen steten Heißhunger an Biostoffen. Wenn sie schlecht genährt ist, kann sie kein Wasser aufsaugen und speichern. Wichtigster Verbündeter ist das Element Schwefel, das man aber nicht als Nahrungsergänzung kaufen und essen kann, sondern das stets an Eiweißbausteine gekoppelt ist, an Cystein, Taurin oder ganz speziell an Methionin. Dementsprechend helfen diese drei Aminosäuren mit, die Haut geschmeidig und feucht zu halten.

Damit Zellen, wie die Hautzellen oder auch die sehr wasserreichen Zellen in Augapfel oder Knorpeln, Wasser speichern können, hat die Natur spezielle Moleküle entwickelt, die Glykosaminglykane. Sie bestehen aus Eiweiß und Kohlenhydraten, wirken gleichzeitig als Schwamm und biologisches Schmiermittel. Manche dieser erstaunlichen Moleküle – z. B. die Hyaluronsäure – können bis zu sechs Liter Wasser pro Gramm Eigengewicht speichern. Unsere Augäpfel bestehen bis zu 98 Prozent aus Wasser, das an lediglich zwei Prozent Hyaluronsäure gebunden ist. Dass viele ältere Menschen eine so trockene und auch faltenreiche Haut entwickeln, liegt oft an einem Mangel an Wasser speichernden Schwammmolekülen.

Was hilft, ist eine optimale Eiweißversorgung. Die besteht aber nicht aus dem Verzehr tellergroßer Schnitzel, sondern eher aus dem Verzicht auf Fleischproteine und dem Konsum von viel

Gemüse und Hülsenfrüchten. Die darin enthaltenen Fruchtsäuren verbessern die Eiweißverwertung um oft bis zu 200 Prozent und sorgen für einen besseren Eiweißschub in Gewebe und Hautzellen. Bohnen, Linsen, Sojabohnen, Tofu, auch Buchweizen, Grünkern oder wilder Reis zählen zu den besten Lieferanten an natürlichen Substanzen, die der Haut Schönheit, Geschmeidigkeit und Feuchtigkeit schenken. Wir sollten stets daran denken, dass Großtiere wie Elefanten oder Büffel ihren Proteinbedarf komplett mit pflanzlicher Nahrung abdecken.

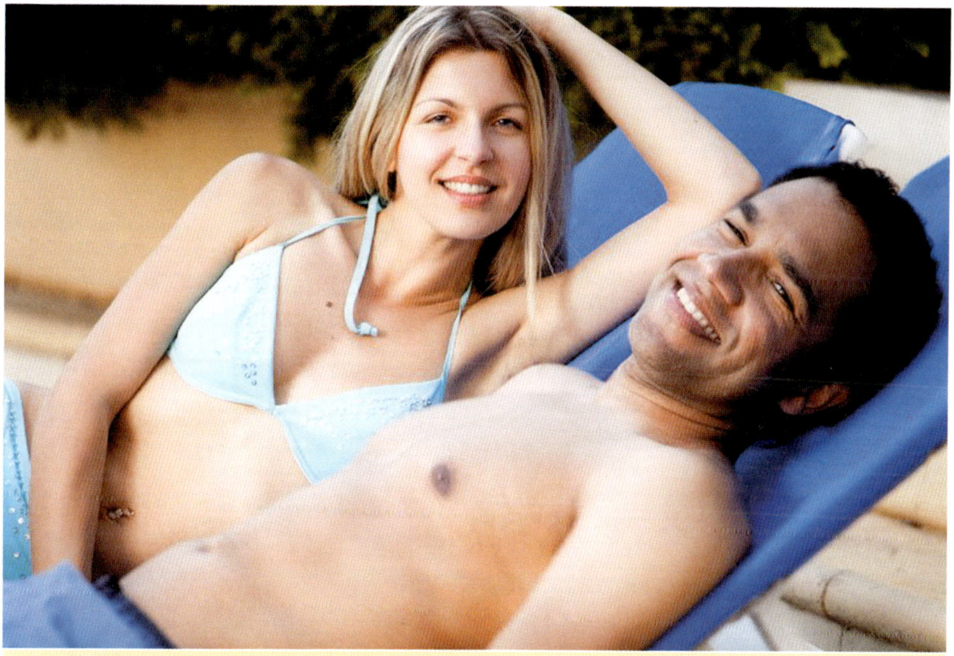

DIE IDEALE SONNENBRÄUNE

- *Im Umgang mit der Sonne begehen viele Menschen schwerwiegende Fehler. Im Bemühen, möglichst rasch hübsch braun zu werden, suchen sie die sengenden Strahlen der Mittagssonne und setzen sich den aggressiven Photonen aus, die der Haut verheerende Schäden zufügen können. Sonnenstrahlen können innerhalb Se-*

kunden oder Minuten Billiarden gesundheitsschädlicher freier Radikale erzeugen, die die Haut austrocknen, ihr den natürlichen Schutz rauben und ihre Zellen zerstören.

- *Die Pigmentbildung der Haut zählt zu den sensibelsten und gleichzeitig faszinierendsten Mechanismen in unserem Körper. Gesteuert wird sie von der nur kirschkerngroßen Hirnanhangdrüse, die morgens – etwa ab halb vier Uhr – ein großes Prohormon sekretiert: Proopiomelanocortin. Dieses Protein teilt sich sogleich in das Wachhormon ACTH, das uns aufweckt und auf den neuen Tag vorbereitet, und das Peptid Beta-Endorphin, das uns euphorisch auf die bevorstehenden Stunden einstimmt.*
- *Und noch ein Hormon spaltet sich ab: MSH – Melanin Stimulierendes Hormon. Dieses Protein aktiviert in Hautzellen die Synthese des Bräunungsstoffs Melanin. Die meisten Melanozyten (Zellen, die den Schutzstoff Melanin herstellen) konzentrieren sich im Gesicht, am Hals und an den Händen, also überall dort, wo die Haut am meisten der Sonne ausgesetzt ist.*
- *Während der Mittagsstunden ist die MSH-Produktion der kleinen Hirnanhangdrüse am niedrigsten. Dies hängt damit zusammen, dass alle Tiere in freier Natur – genetisch bedingt – die intensiven Strahlen meiden und sich lieber ins Unterholz, in den Schatten oder ins Erdreich verkriechen. Auch für uns Menschen ist die Mittagssonne deshalb bedrohlich.*
- *Vormittags, nachmittags und während der frühen Abendstunden ist die MSH-Produktion hingegen am höchsten, zu diesen Stunden synthetisiert die Haut auch am meisten Melanin, und wir bräunen dann auch schneller und nachhaltiger.*
- *Hingegen produzieren untere Hautschichten unter dem gefährlichen Einfluss sengender Mittagsstrahlen zuviel Melanin, das in obere Hautschichten infiltriert, hier verdickt und möglichst schnell von Enzymen wieder abgebaut wird. Schnell baut sich also die begehrte Sonnenbräune ab, die Haut bleibt dick, wird aber fahl, welk, schlecht durchblutet, und sie altert rasch.*

Zellulite ist kein Hautproblem

Sondern Anzeichen eines zu schwachen Bindegewebes. Dementsprechend kann man die so genannte „Orangenhaut“ weder durch Massieren von Po und Oberschenkeln behandeln, noch durch Cremes oder Salben – ganz egal, was die Kosmetikhersteller in Fernsehen oder Magazinen auch versprechen. Zellulite ist jedoch ein typisches Frauenproblem. Frauen bauen nämlich mehr Fett ins Unterhautgewebe ein als Männer, sie benötigen auch mehr davon, zum Schutz und auch für die Energieversorgung des im Mutterleib wachsenden Babys. Bei den meisten Frauen ist die eiweißreiche Oberhautschicht auch dünner als jene von Männern, unterhalb dieser Epidermis, in der Dermis, werden Fettzellen nur noch durch sehr feine Gewebswände voneinander getrennt. Diese dünnen Trennwände sind verletzlich, sie halten dem Druck der großen, aufrecht stehenden Fettbolzen meist nicht stand.

Dies wirkt sich mitunter verheerend aus. Die Fettzellen pressen sich hart und unnachgiebig in die Oberhaut hinein, je mehr Triglyzeride sie aufnehmen, desto hartnäckiger wölben sie die Epidermis in winzigen Erhebungen aus. In ihrer Gesamtwirkung entsteht dadurch die wenig beliebte „Orangenhaut“, die Zellulite. Der größte Fehler, den betroffene Frauen machen können, ist eine Schlankheitskur, im Bemühen, das Fett loszuwerden, das vermeintlich die Zellulite verursacht. Dadurch wird die Proteinversorgung der Haut noch mehr geschwächt, Oberhaut und Zelltrennwände noch dünner – und der Druck der Fettbolzen erhöht sich sogar noch.

Bei Naturvölkern ist Zellulite vollkommen unbekannt, sie ist eine reine Zivilisationserscheinung, ausgelöst vor allem durch Fehlernährung, aber auch durch Bewegungsmangel. Wichtig ist es, Gesäß- und Oberschenkelmuskeln zu kräftigen, damit der Stoffwechsel im Unterhautgewebe in Schwung kommt – Voraussetzung dafür, dass Fettbolzen abgebaut und mehr Eiweiß in die Dermis-Trennwände eingebaut wird. Was hilft gegen Zellulite?

- Gesättigte Fettsäuren (in Fleisch, Wurst, Käse etc.) ersetzen durch ungesättigte, stoffwechselfreudige Fettsäuren (in Avocado, Oliven, Hülsenfrüchten usw.).
- Optimale Protein-Versorgung durch Tofu-Produkte, die gibt es inzwischen als Gulasch, Schnitzel, Aufstrich usw. in Naturkostläden, aber auch in den Bioabteilungen der Supermärkte.
- Täglich zweimal 5 Minuten lang dynamische Anti-Zellulite-Workouts, z. B. Sit-ups, Rumpfbeugen, Kniebeugen oder Jazzdance. Nicht zu strapaziös, aber doch so anstrengend, dass man leicht ins Keuchen kommt. Daran erkennt man, dass Herz und Kreislauftätigkeit angeregt sind und der Körper (und damit auch die Haut) gut durchblutet ist.

So ganz in nur wenigen Tagen bekommt man die „Orangenhaut“ freilich nicht weg. Es hat ja auch eine Zeitlang gedauert, bis sie sich überhaupt entwickelt hat. Doch mit dem eben erwähnten kleinen Programm wird man wahrscheinlich schon nach wenigen Wochen Fortschritte feststellen können. Haut und Bindegewebe werden kräftiger, besser durchblutet, die im Unterhautgewebe lokalisierten, bolzenartigen Fettzellen werden durch ein festes Protein-Gerüst wieder besser kontrolliert. Die Haut beginnt sich wieder zu glätten.

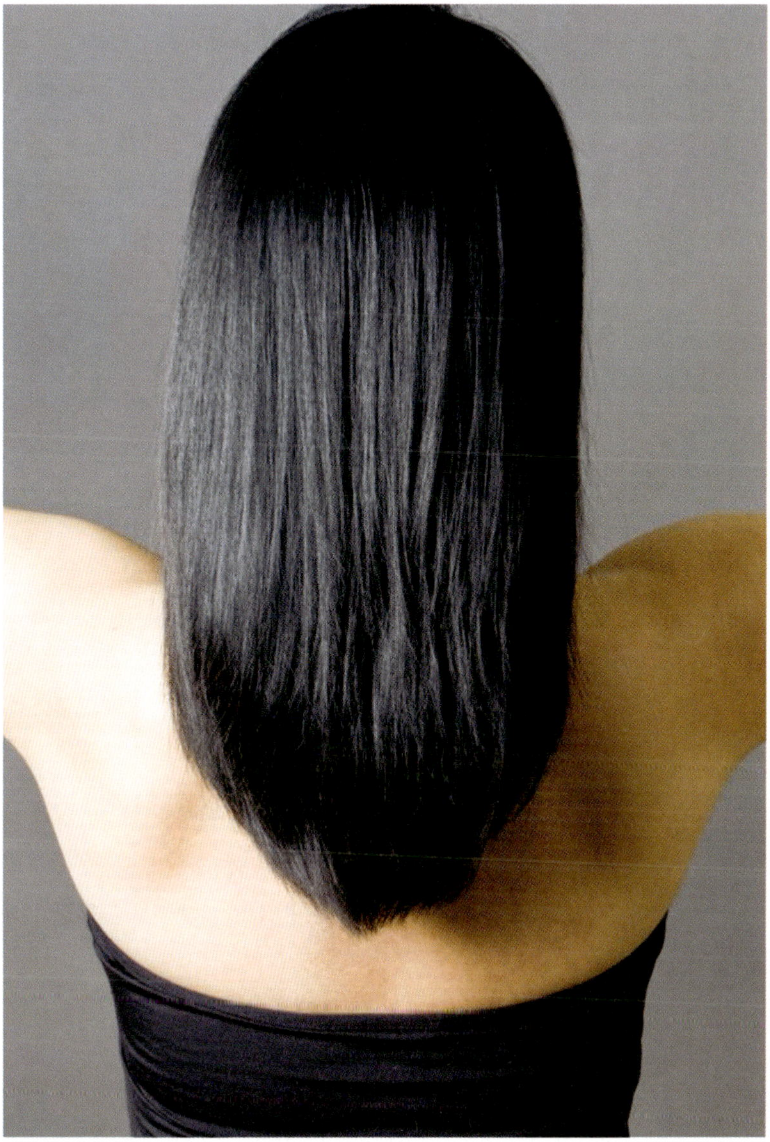

Schönes, fülliges, glänzendes Haar

Die Frauen (und auch die Männer) im Vilcabamba-Tal der Anden oder auch bei den Hunzas brauchen sich um ihr Haar keine Sorgen zu machen. Es wächst gesund und üppig bis ins hohe Alter, bei vielen Menschen dort zeigen sich erst ab 80 Jahren die ersten grauen

Haare, vornehmlich an den Schläfen und am Haaransatz über der Stirn. Moderne Wissenschaftler wundert dies nicht, denn sie haben in Analysen herausgefunden, dass Haare der Menschen solcher Naturvölker hoch konzentriert Biostoffe enthalten, wie Vitamine, Spurenelemente oder wertvolle Fettsäuren. Dr. Vido Shearing, Dermatologe am National Health Center der USA in Bethesda (Bundesstaat Maryland): „Wir sind immer wieder erstaunt darüber, dass die Haare von Frauen und Männern in westlichen Ländern kaum noch Nährstoffe enthalten, sie bestehen fast ausschließlich aus trockenem Keratin, das zu Spliss, Haarausfall und dem Verlust der natürlichen Haarpigmente neigt."

Hingegen zeigen moderne Analyse-Verfahren häufig besorgniserregende Konzentrationen an Schad- und Giftstoffen, speziell von Schwermetallen wie Quecksilber, Cadmium oder Blei. Eine gesunde Ernährung im Einklang mit der Natur und im steten Austausch von biologisch hoch aktiven Nahrungsbestandteilen, Sauerstoff und ausreichend Schlaf begünstigt den Abbau von Haar-Toxinen und reichert über den Haarboden die Infiltration von haarkräftigenden Substanzen an. Dr. Shearing: „Schwefel und Omega-Fettsäuren sorgen für Geschmeidigkeit, Aminosäuren, Kupfer und Zink für mehr Farbpigmente. Das Haar gesundet, kann wieder üppig-füllig und farbkräftig wachsen."

FASZINATION HAAR: EIN WUNDER DER NATUR

- *Es besteht zu 98 Prozent aus Keratin, einem hornartigen Protein, und außerdem aus einer Komposition biologisch aktiver Substanzen, wie Schwefel, Fettsäuren, Mineralien und Vitaminen.*
- *Von seiner Struktur her unterscheidet sich unser Haar kaum vom Fell eines Leoparden oder dem herrlichen Federkleid eines Spechts. Unser Kopfhaar besteht aus etwa 100.000 einzelnen Haaren.*

Blonde Menschen haben am meisten Haare, Braunhaarige schon weniger, und Rothaarige haben am wenigsten Haare.

- *Unser Haar wächst nie gleichmäßig schnell, sondern schubweise, manchmal legt es sogar Ruhepausen ein. Etwa jedes siebte Haar auf unserem Kopf macht gerade „Urlaub" und wächst überhaupt nicht. Am Phasenwechsel zwischen Wachstum und Stillstand fällt das einzelne Haar dann schließlich aus.*
- *Normalerweise haben Haare eine Lebensspanne von bis zu fünf Jahren, alle zehn Tage wachsen sie um rund drei Millimeter. Interessant: Die Haar produzierenden Zellen zählen zu den stoffwechselaktivsten im ganzen Körper. Darin liegt die Chance, dass wir unser Haar durch gesunde Ernährung, Schlaf und Sauerstoff rasch verjüngen können.*
- *Ob jemand gelocktes, gewelltes oder ganz glattes Haar hat, hängt von der Form seiner Haarfollikel ab, die man nicht verändern kann, auch nicht durch Kaltwelle, Trockenhaube oder Festiger. So genannte Melanozyten, kleine Pigmentzellen in den Haarzwiebeln, sorgen für die Haarfarbe. Auch die Haarfarbe können wir nicht beeinflussen, sie ist genetisch in den Stoffwechsel unseres Haarbodens einprogrammiert.*
- *Was unser Haar gar nicht mag, sind Festiger, Sprays oder Spezial-Shampoos, die per Etikett versprechen: „Schützt Ihr Haar!" Unser Haar will nämlich gar nicht geschützt werden. Im Gegenteil, es will uns schützen, nämlich vor Regen, Kälte, Hitze oder anderen Witterungseinflüssen. Alle diese Mittel sind eher geeignet, unserem Haar zu schaden und es vorzeitig altern zu lassen.*
- *Was unserem Haar hingegen neue Wachstums- und Farbimpulse vermittelt, ist ein flotter Spaziergang im Regen – ohne Kopfbedeckung. Wenn wir das Haar anschließend waschen und trocken rubbeln, stellen wir fest, dass es eine kräftigere Konsistenz angenommen hat. Der Haarboden ist besser durchblutet und die Haare selbst – dies haben Wissenschaftler herausgefunden – sprießen wieder kräftiger, stimuliert durch genetische Wachstumsimpulse.*

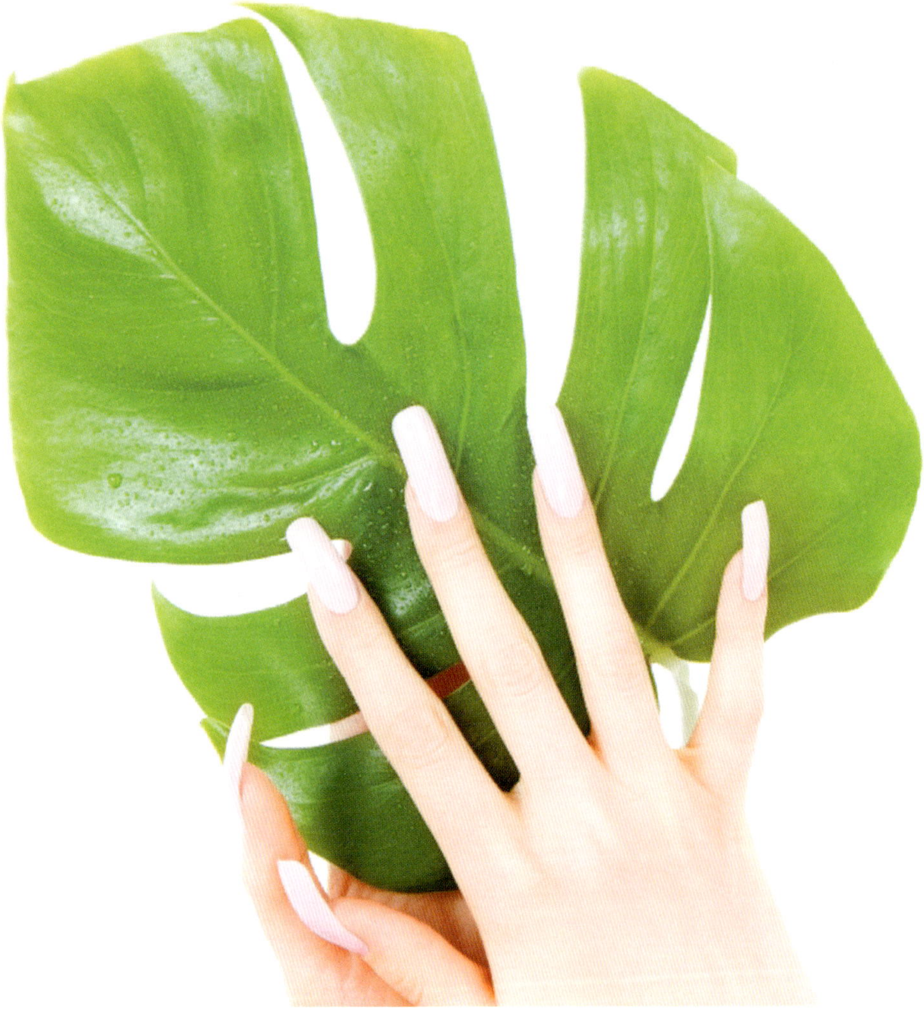

Was tun gegen brüchige Nägel?

Ähnlich wie unsere Oberhaut und unser Haar bestehen unsere Finger- und Fußnägel vorwiegend aus dem toten Hornstoff Keratin. Für ihren steten Neuaufbau brauchen Nägel dementsprechend auch viel Eiweiß, dafür sorgt am ehesten eine pflanzliche Kost mit viel Gemüse und Hülsenfrüchten. Die darin enthaltenen Fruchtsäuren stimulieren gleichzeitig die Freisetzung von Magensäure, wodurch Nahrungseiweiß besser vorverdaut wird.

Der Zustand unserer Nägel verrät uns viel über Nährstoffdefizite in unserem Körper:

- Weiße Linien oder Punkte können auf Zinkmangel hinweisen. Dasselbe gilt für Unregelmäßigkeiten auf der Oberfläche der Nagelplatte und für brüchige Nägel. In solchen Fällen sollten mehr Vollkorn- bzw. Getreideprodukte auf den Tisch, also helle Nudeln oder Weißbrot ersetzen z. B. durch Dinkelspaghetti oder Mehrkornbrot. Eine Liste gesunder Lebensmittel finden Sie im Schlussteil dieses Buches.
- Bei einem Mangel an Vitamin A splittern Nägel leicht oder brechen ab. Dann fehlen Karoten-haltige Nahrungsmittel wie Tomaten, Karotten, Paprika, Kürbis oder auch grünes Blattgemüse und -salat. Idealer Obst-Snack für kranke Nägel sind Aprikosen, übrigens Lieblingsfrucht der Hunzas, deren Nägel von Jugend an bis ins Alter gleichmäßig geschmeidig und formschön wachsen.
- Bei einem Defizit an dem Spurenelement Eisen wachsen Nägel zu flach, weil den Nagel bildenden Zellen der Sauerstoff für einen aktiven Stoffwechsel fehlt. Eisen ist im Stoffwechsel stets auf die Anwesenheit von Vitamin C angewiesen, dementsprechend ist die Kombination von frischem Obst mit einer Wanderung in sauerstoffreicher Luft – beispielsweise auf feuchten Wiesenwegen – eine gute Jungkur für Nägel. Tipp von modernen Dermatologen: auf einem Waldspaziergang einen Apfel essen. Versorgt die Nägel gleichzeitig mit Sauerstoff und Vitamin C.
- Rillen und Spalten können ihre Ursache in Mangeldurchblutung haben. Dagegen hilft eine Umstellung auf gesunde, würzige Kost nach dem Motto: „Alles was scharf schmeckt, verbessert die Durchblutung“, wie z. B. Knoblauch, Bär-

lauch, Zwiebeln, Meerrettich, Radieschen, Rettich, Senf, Ketchup sowie Gewürze wie Ingwer, Curry, Paprika oder Chili.

Ein guter Freund unserer Nägel sind ungesättigte Fettsäuren in Pflanzen und Pflanzenölen, die – gemeinsam mit dem Mineral Schwefel – dafür sorgen, dass Nägel geschmeidig bleiben und nicht brechen. Die besten „Nägel-Snacks“ sind Nüsse, Samen, Kerne sowie Studentenfutter.

Muskeln, Fitness, tolle Haltung

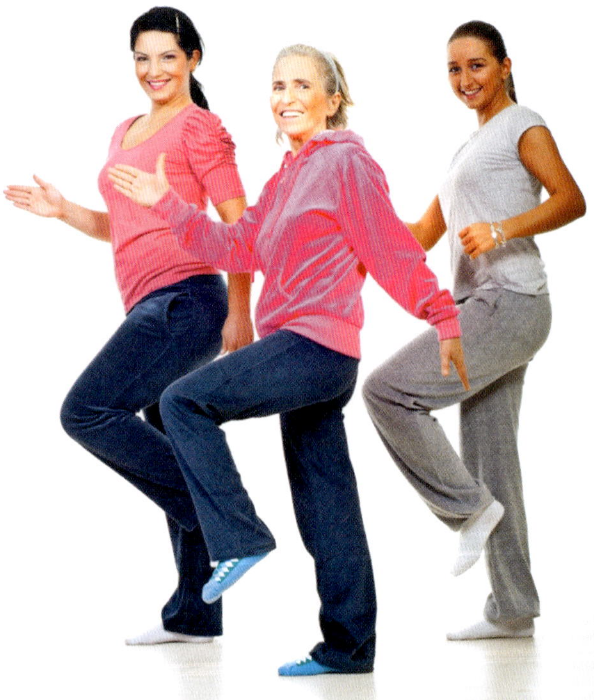

Im Laufe von Millionen Jahren biologischer Evolution hat die Natur es so eingerichtet, dass Lebewesen zunächst wachsen, dann gesundes Gewebe entwickeln und bis an ihr Lebensende jung bleiben. Der Sterbeprozess vollzieht sich meist innerhalb Stunden, wenn der Zellverfall einsetzt und – z. B. durch den Einfluss freier Radikaler –

rasch fortschreitet. Dieses Naturgesetz gilt für Pflanzen ebenso wie für uns Menschen.

Doch während Tiere und Pflanzen ihre Ernährung, ihr Schlafbedürfnis und gegebenenfalls ihr Bewegungsbedürfnis den genetischen Ansprüchen anpassen und so im vollkommenen Einklang mit der Natur leben, sieht es bei uns so genannten zivilisierten Menschen leider anders aus. Wir tun ein Leben lang alles, um unseren 70 Billionen Körperzellen ihre Jugend zu rauben und Altersprozesse zu beschleunigen:

- Die Nahrung besteht bei vielen Menschen und in vielen Familien bis zu 70 Prozent aus Bestandteilen, die unser Stoffwechsel und unsere Zellen nicht verwenden können.
- Sie liefert demnach nur unzulänglich verjüngende, regenerierende Substanzen, die den Stoffwechsel beleben. Statt dessen enthält sie Komponenten, „leere" oder nährstoffarme Ingredienzen, die unseren Stoffwechsel bremsen und belasten, so als wollte man ein Auto mit angezogener Handbremse fortbewegen.
- Anstatt durch Lebensmittel jünger zu werden oder jung zu bleiben, macht uns unsere Nahrung älter. Lesen Sie dazu bitte auch im Schlussteil dieses Buches das Kapitel: „Diese Lebensmittel machen alt".
- Verheerend wirkt sich zusätzlich die Belastung durch Schad- und Giftstoffe aus: Schädlingsbekämpfungsmittel, Konservierungsmittel, Duftstoffe, Geschmacksverstärker, Pilze, Keime, Viren, Bakterien usw. Ungesunde Ernährung schwächt das Immunsystem, unser Körper kann sich dann nicht mehr gegen diese so genannten Xenobiotics wehren, dies sind Fremdsubstanzen, die uns über Haut- und Schleimhäute angreifen und alt machen.

- Um derlei Toxine abzubauen, synthetisiert unser Organismus bestimmte Zellenzyme, wie Cytochrom-P450-Oxidasen, die zwar Giftsubstanzen neutralisieren können, gleichzeitig aber auch das eigene Zellgewebe angreifen und teilweise zerstören.
- Schlafmangel – bedingt durch Stress – aktiviert Altersprozesse zusätzlich. Denn nur im Ruhezustand kann unser Stoffwechsel Nährstoffe optimal freisetzen und Zellen damit aufpäppeln.
- Letztlich ist ein Mangel an Bewegung ebenfalls ein Altmacher. Ist ja ganz klar: Wer die meisten Stunden im Auto oder Fernsehsessel verbringt, dessen Kreislauf wird schlapp und müde, der Zellstoffwechsel dümpelt dahin – keine gute Voraussetzung für einen dynamisch-vitalen Alltag.
- Hinzu kommt ein oft katastrophaler Sauerstoffmangel. Wissenschaftler haben ausgerechnet, dass in geschlossenen Räumen der Sauerstoffgehalt oft nur zehn Prozent der entsprechenden Sättigung in freier Natur beträgt. Speziell im Wald oder auf regennassen oder feuchten Wiesenwegen saugen unsere Lungen bei jedem Atemzug viel Sauerstoff ein.

Die gute Nachricht: Jugend kann man wiedergewinnen, oft in erstaunlich kurzer Zeit. Körperliche Fitness, mehr Muskelmasse, geschmeidige Gelenke, eine gut durchblutete Haut baut sich bei einer Änderung der Lebensweise oft innerhalb Wochen auf. Die Haltung verbessert sich – man entwickelt ein ganz anderes Körpergefühl, gewinnt Ausstrahlung und Selbstbewusstsein. Dann hört man auch wieder Komplimente wie: „Du siehst phantastisch aus, so jung. Wie machst du das bloß...?“

INTERESSANTES ÜBER UNSERE MUSKELN

- *Etwa 240 kleine und große Muskeln in unserem Körper sorgen dafür, dass wir uns ausreichend bewegen können. Sie machen (beim gesunden Menschen) etwa 40 Prozent unseres Körpergewichts aus, bestehen weitgehend aus den Proteinen Actin und Myosin.*
- *Dementsprechend brauchen Muskeln für ihr Wachstum viel Eiweiß. Deshalb hat die Natur es so eingerichtet, dass bestimmte Muskel-Aminosäuren, wie Leucin, Isoleucin oder Valin, gar nicht lange den Umweg aus dem Nahrungsbrei im Darm über die Leber in die Muskelzellen nehmen müssen, sondern den Weg dorthin unmittelbar über die Blutgefäße finden.*
- *Muskeln dienen in unserem Körper auch als Eiweißreservoir. Wenn wir uns ungesund und zu eiweißarm ernähren, holt sich der Stoffwechsel unbarmherzig die nötigen Eiweißbausteine aus den Muskeln – und die werden dabei immer schwächer. Was ganz wichtig ist: pflanzliches Eiweiß wird weitaus besser verwertet als tierische Nahrungsproteine. Es nützt also nichts, möglichst viel Fleisch zu essen, im Glauben, man füttere seine Muskeln dadurch mit mehr Eiweiß.*
- *Lieblingsfutter unserer Muskeln ist auch Glukose, der Blutzucker, die kleinsten Bausteine der Kohlenhydrate. Die brauchen Muskeln für ihren Stoffwechsel, vor allem als Initialbrennstoff in den Mitochondrien, den winzigen Energiebrennkammern. Weil Glukose-Moleküle jeweils drei Moleküle Wasser binden, sind gesund ernährte Muskeln stets auch wasserreich. Der Reichtum an Eiweiß, Glukose und Wasser macht sie kräftig, üppig und hält sie jung.*
- *Auch bei den Kohlenhydraten wird viel gesündigt. Mit schnell löslichen Kohlenhydraten aus Süßem oder hellen Mehlprodukten können Muskeln nicht viel anfangen. Sie brauchen den Dauerzustrom an Blutzucker aus komplexen Kohlenhydraten, wie sie in Vollkornprodukten, Getreide, Naturreis, Obst und Gemüse stecken.*

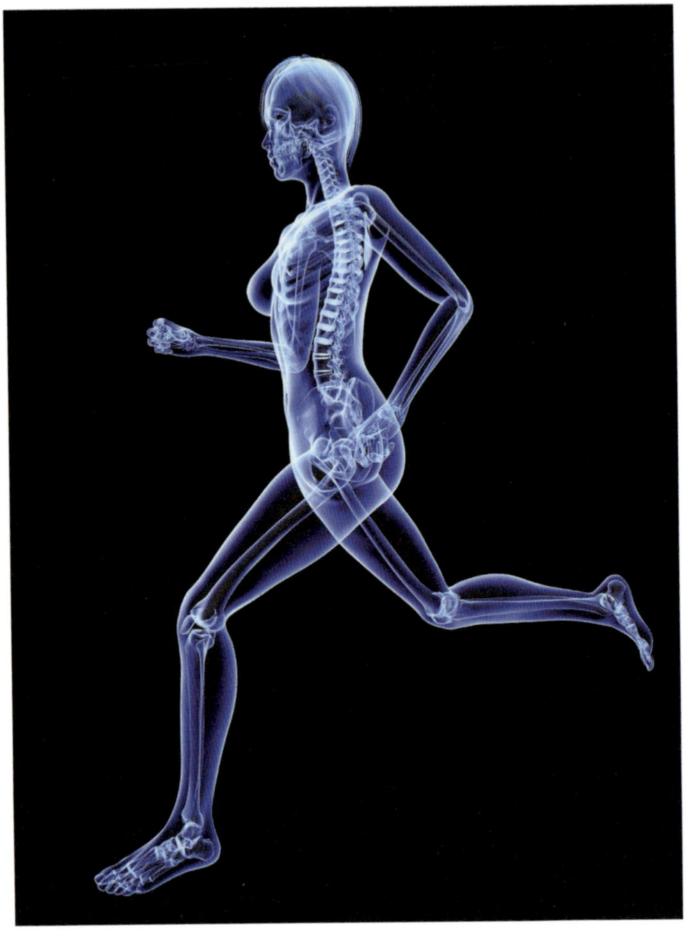

Ein Leben lang gesunde Gelenke

In Deutschland werden jährlich 200.000 künstliche Hüftgelenke eingesetzt, insgesamt eine ähnlich hohe Anzahl an Schulter- und Kniegelenken. Solch schwerwiegende Operationen lassen sich aber durch entsprechende Vorbeugung leicht vermeiden. Ähnlich wie Scharniere verbinden flexible Gelenke als Bindeglieder die ansonsten steifen Knochen. Gelenke sind jedoch empfindlich, sie bestehen aus kräftigen, elastischen Bindegewebsbändern. Besonders verletzlich sind die innen liegenden Höhlen, die durch weiche

Knorpel ausgepolstert sind und die Synovial-Flüssigkeit enthalten, die geleeartige Gelenkschmiere. Gelenke wirken insgesamt wie Stoßdämpfer, die Püffe und Belastungen abfangen und dafür sorgen, dass Knochen nicht aneinander reiben und Schmerzen verursachen.

Bestandteil der Gelenkschmiere sind so genannte Proteoglykane, die wie ein Schwamm Wasser und Mineralsalze aufsaugen können. Diese Substanzen werden bei unzureichendem Immunschutz von freien Radikalen angegriffen. Wenn Gelenke unterkühlt sind und stark belastet werden, verbraucht ihr Stoffwechsel besonders große Mengen an Immunschutzstoffen, insbesondere an Vitamin C. Ohne diesen natürlichen Schutz trocknen Proteoglykane aus, die betroffenen Gelenke verlieren ihre Beweglichkeit. Dann schwillt die Synovial-Membran an, die die Gelenkkapsel abschließt, und Gelenkflüssigkeit tritt aus. Der Gelenkknorpel wird geschwächt, zwangsläufig kommt es zu Entzündungen und Schmerzen.

Meist dauert es Jahre, ehe sich – bedingt durch Bewegungsmangel und Fehlernährung – die ersten Gelenkschäden einstellen. Entzündungen verursachen eine oft dauerhafte körpereigene Produktion von Gewebshormonen, die Entzündungsreize stimulieren, wie Prostaglandine oder Leukotriene, Autoimmunerkrankungen können entstehen, Arthritis und letztlich auch Arthrosen. Fieber verursachende Pyrogene und Zellmediatoren verschlimmern oft die Symptome. Unsere empfindlichen Gelenke sind deshalb ganz speziell auf eine kerngesunde Ernährung angewiesen. Weil Gelenkknorpel aber nicht über Blutgefäße mit Biostoffen versorgt werden, sondern über den steten Wechsel von Druck und Entlastung, ist Bewegung wichtig. Gelenke wollen also gleichzeitig gut mit Nährstoffen gefüttert, aber auch belastet werden.

WAS WIR ÜBER UNSERE WIRBELSÄULE WISSEN SOLLTEN

- *Vierfüßler, wie Hunde, Katzen oder Eichhörnchen, haben es leichter. Sie fangen äußere Einwirkungen, wie Püffe, Stöße oder Erschütterungen auf allen Vieren ab. Bei uns aufrecht gehenden Menschen hingegen wirken derlei Belastungen stets über die Senkrechte auf uns ein. Aufgabe unseres Rückgrats ist es, diese ständigen Einwirkungen ähnlich ein wie Stoßdämpfer abzupuffern. Dies setzt freilich voraus, dass die Wirbelsäule auch gesund ist. Nach Ansicht moderner Orthopäden gibt es keinen natürlichen Grund dafür, dass Wirbelsäulen vorzeitig altern. Sie können bis ans Lebensende jung bleiben.*
- *Unsere Wirbelsäule verläuft in feinen Biegungen, schon ein geringfügiges Abweichen vom Wechsel aus Rückwärtskrümmungen (Kyphose) oder Vorwärtskrümmungen (Lordose) kann Beschwerden verursachen. Sie werden fast immer durch Bewegungsmangel, falsches oder dauerhaftes Sitzen, durch Übergewicht oder verdrehtes und physiologisch unnatürliches Heben schwerer Gegenstände ausgelöst. Bei nahezu einem Viertel aller Erwachsenen verläuft das Rückgrat nicht mehr in optimaler Form. Da wird es dann höchste Zeit entgegenzuwirken, insbesondere durch einfaches, aber wirkungsvolles Rückentraining. Besonders empfindlich sind die Hals- und die Lendenwirbel.*
- *Unser Rückgrat besteht aus 33 Wirbeln, 7 Halswirbeln, 12 Brustwirbeln, fünf Lendenwirbeln sowie mehreren Kreuzwirbeln. Wirbel wiederum bestehen aus dem eigentlichen Wirbelkörper, dem Wirbelbogen, zwei Querfortsätzen, dem Dornfortsatz sowie den Gelenkfortsätzen. Jeder Wirbel ist also ein recht kompliziertes Gebilde.*
- *Die Wirbelkörper sind durch elastische, bewegliche Bandscheiben voneinander getrennt, damit sie nicht aneinander reiben und sich*

abnutzen können. Diese Bandscheiben bereiten vielen Menschen Probleme. Sie bestehen aus einer gallertartigen Masse und einem festen umgebenden Ring aus Knorpelfasern. Die Außenschale ist widerstandsfähig, die Bandscheiben selbst sind wasserreich. Sie wirken ja ebenfalls wie Stoßdämpfer.

- *Fehlernährung und einseitige Belastung führen dazu, dass Bandscheiben austrocknen. Eine zu salzreiche Kost kann dieses Austrocknen beschleunigen, denn das in unserem Kochsalz enthaltene Natriumchlorid entzieht Zellen ihr kostbares Nährwasser.*
- *In Deutschland leiden insgesamt rund 11 Millionen Menschen zeitweise oder ständig an Rückenbeschwerden, wie Ischias, Hexenschuss oder auch an Bandscheibenvorfällen, einer Vorwölbung der Bandscheibe über die Kontur des Wirbelkörpers hinaus. Dabei werden Nerven berührt, zwangsläufig kommt es zu Schmerzen, die mitunter unerträglich sein können. Inzwischen gibt es minimalinvasive Operationsverfahren, unter denen ein solcher Bandscheibenvorfall meist erfolgreich behandelt wird.*

Tolle Körperhaltung

An asiatischen oder afrikanischen Frauen bewundern wir oft den aufrechten, stolzen Gang und die Grazie, mit der sie ihre Schritte setzen. Was man auf den ersten Blick gar nicht erkennt: Diese Menschen gehen nach einem genetischen Prinzip, mit einem minimalen Verlust an kinetischer Energie bei der Fortbewegung. Massai-Frauen aus dem Hochland Kenias tragen dabei mit beneidenswerter Eleganz 15-Kilo-Körbe oder schwere Wasserkanister auf dem Kopf, ohne eine einzige zusätzliche Kalorie an Energie zu verschwenden. Das Geheimnis: Sie befinden sich in einer steten, gleitenden Vorwärtsbewegung, ähnlich wie Tiere sich bewegen, beim flexiblen Gleiten wird Bewegungsenergie kontinuierlich in den nächsten Schritt mitgenommen, geht also nicht verloren.

Bei uns ist dieses natürliche Gehen meist verkümmert. Wenn wir pralle Einkaufstüten aus dem Supermarkt über den Parkplatz schleppen, tun wir dies oft in gebeugter oder verdrehter Haltung. Dabei kommt es bei jedem Schritt zu einem kurzen Stopp, wenn unser Körper seine vertikale Schwerpunktachse erreicht hat. Als Folge davon müssen wir den Körper bei jedem Schritt neu anschieben, wobei in der Summe viel kinetische Energie verloren geht. Bei längerem Gehen führt diese Energieverschwendung zwangsläufig zu Erschöpfung. Wir verlieren den Spaß am Gehen und nutzen bei nahezu jeder Gelegenheit lieber das Auto.

Wir können es aber auf ganz einfache Weise den Massai-Frauen nachmachen und uns das natürliche Gehen wieder aneignen: Beim Dahinschreiten leicht in die Knie gehen, Rücken gerade, den Blick nach vorwärts und nicht auf den Boden richten, Schultern zurück. Bei jedem Schritt aus geschmeidigen Knien sofort über den vertikalen Schwerpunkt hinwegfedern und den Fuß erneut setzen. Es darf nicht zum Verharren, zu einem Stopp kommen. Diese Gehweise kann man zunächst daheim auf dem Teppich üben und erlernen. Bei längeren Strecken spürt man, wie sich Muskeln, Gelenke und Sehnen, der gesamte Bewegungsapparat, in diese neue natürlich-genetische Art der Vorwärtsbewegung fügen, und wie wir sowohl schneller vorankommen, als auch ein möglicherweise beglückendes Körpergefühl gewinnen. Und vor allem: Die Körperhaltung verbessert sich schnell. Nach kurzer Zeit bewegen wir uns wieder so leicht und geschmeidig, wie die Natur dies vorgesehen hat.

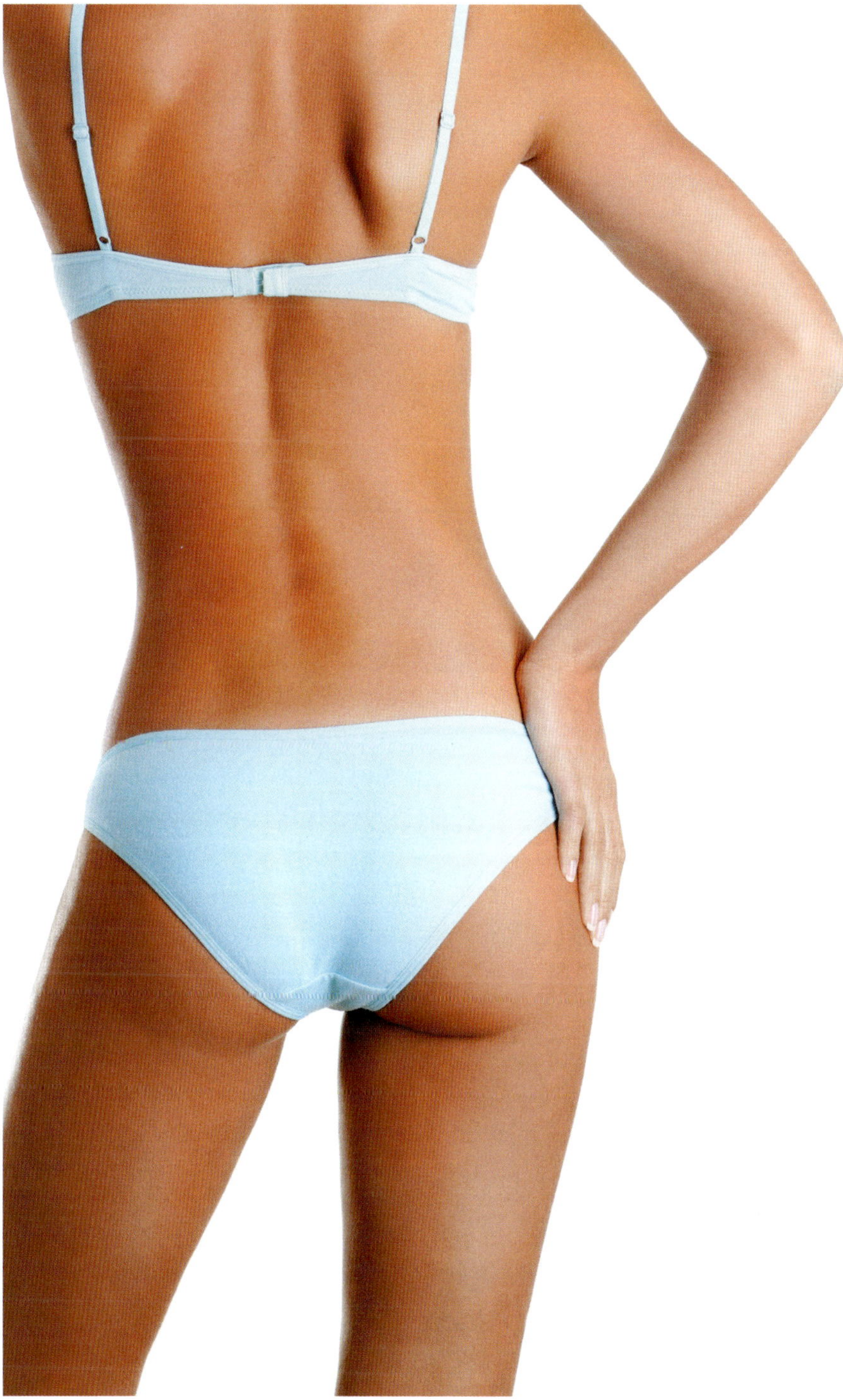

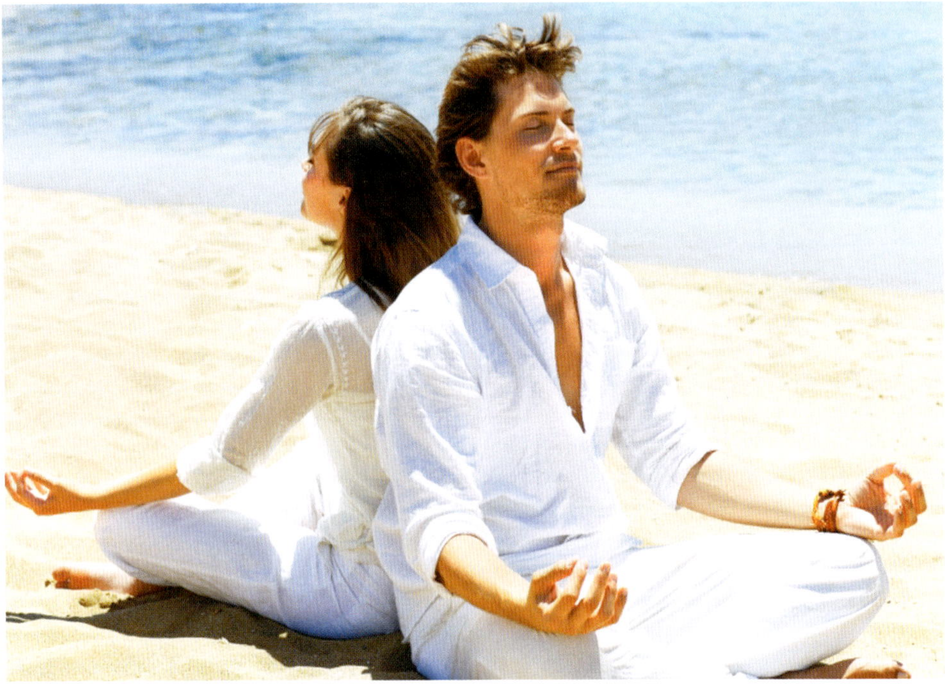

Fitness: Die besten natürlichen Sportarten

Um körperlich fit zu sein, braucht man keine Weltrekorde aufzustellen. Es reicht völlig aus, ein bestimmtes Maß an leicht belastender körperlicher Tätigkeit konsequent auszuüben, möglichst Tag für Tag. Weinbergschnecken bewegen sich ja auch recht wenig und bleiben trotzdem fit, mit einer Stoffwechselrate von 100 Prozent. Viele Fitnessfans begehen den Fehler, dass sie Muskeln, Sehnen, Bänder und Gelenke zu einseitig belasten, so z. B. den Bizeps mit stundenlangen, schweißtreibenden und oft auch recht stumpfsinnigen Repetitionen an chromglitzernden Hantelmonstern in Gyms. „Derlei Übungen" – so Professor Maynard Goodman von der American Orthopaedic Association – „gehen stets zu Lasten der nicht trainierten Körperteile, können auf Dauer beträchtliche Schäden verursachen und zu beschleunigten Altersprozessen führen". Vernünftige Trainingseinheiten sind kurz, strengen gerade so an, dass man leicht ins Keuchen oder Transpirieren gerät. Entscheidend ist, dass der Kreislauf geringfügig, nicht über eine gewisse Belastungsgrenze hinaus stimuliert wird. Dies verbessert die Durchblutung und damit die Leistungsfähigkeit sämtlicher Körperfunktionen.

Interessant: Anthropologen sind davon überzeugt, dass unsere Urahnen, die Neandertaler, täglich nicht mehr als etwa zwei Stunden lang körperlich aktiv waren, so etwa beim Jagen, Fischen, Roden oder Knollensammeln. Den Rest des Tages lagen sie im Gras, haben mit den Kindern gespielt, sich unterhalten und viel gelacht. Bei allen Naturvölkern, in denen ein hoher Prozentsatz an Hundertjährigen lebt, etwa im Tal der Hunzas oder Vilcabamba, im Kaukasus oder auf Okinawa, arbeiten Menschen selten von früh bis spät unter massivem mentalen und körperlichen Stress. Lieber Ansprüche senken, dafür das Leben genießen.

Laufen – der ideale Muskelsport

Joggen ist eine der natürlichsten Sportarten, weitaus gesünder als Mountain-Bike-Fahren, Tennis, Golf oder Gewichtheben. Die besten jung erhaltenden Fitnessübungen sind ohnehin jene, für die man keine Geräte benötigt. Laufen trainiert nicht nur die Beinmuskeln und -gelenke, sondern sämtliche Muskeln im Körper sowie den gesamten Bewegungsapparat. Worauf sollte man achten? Auf weichem Boden laufen, also z. B. auf Wald- oder Wiesenwegen, möglichst nicht auf Asphalt oder Beton. Ungeübte sollten zunächst eine Strecke im raschen Gehtempo hinter sich bringen, ehe sie sich in einen leichten Trab versetzen. Laufschuhe sollten eine gut gepolsterte Sohle haben. Joggen bei Kälte, Frost, Regen oder Schnee ist übrigens besonders gesund, weil durch die niedrige Außentem-

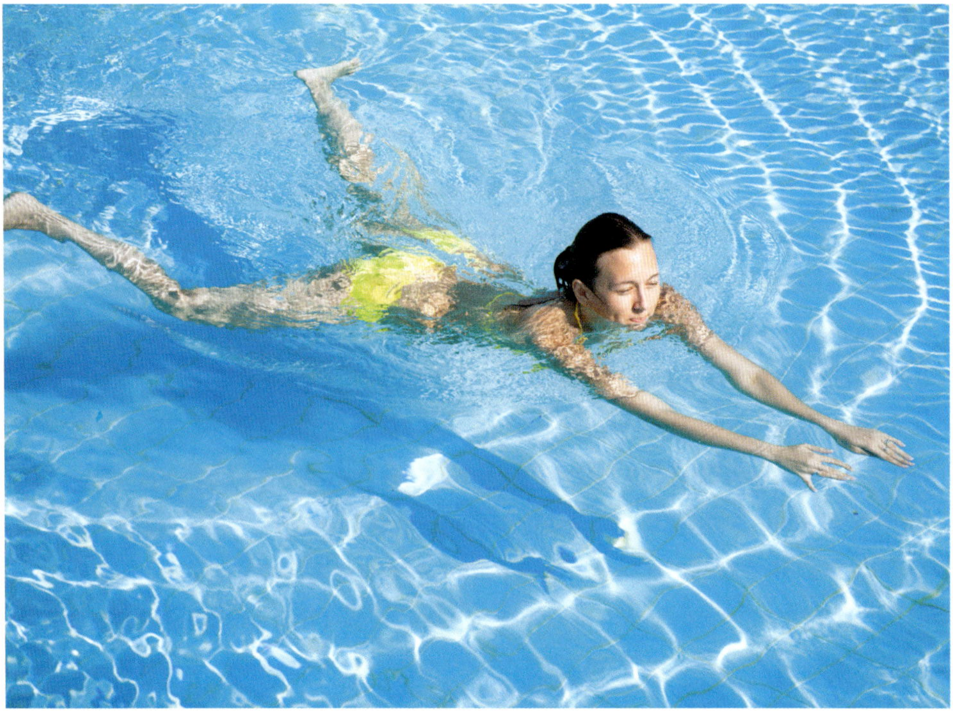

peratur die Durchblutung besser und schneller angeregt wird. Im Sommer, oder auch generell bei erhöhten Ozon-Werten, lieber am Morgen oder gegen Abend laufen. Je öfter wir laufen, desto mehr euphorisierende Neuropeptide produziert unser Nerven- und Hormonsystem, wie z. B. Beta-Endorphin. Laufen kann deshalb bekanntlich sogar richtig süchtig machen.

Schwimmen hält den Körper jung

Wir Menschen stammen ja ursprünglich aus dem Wasser, nicht anders als alle Pflanzen und Tiere, die sich genetisch im Laufe der biologischen Evolution aus aquatischen Einzellern entwickelt haben. Interessanterweise deckt sich der Salz- bzw. Elektrolytgehalt unserer Körperflüssigkeiten noch immer weitgehend mit dem des Meerwassers. Wir haben zwar keine Flossen wie die Fische, dafür aber Arme und Beine, mit denen wir uns im Wasser gut fortbewegen können. Schwimmen kräftigt die Muskeln, hält sie jedoch weich und geschmeidig – dies ist bei keiner anderen Sportart so. Außerdem stärkt Schwimmen sämtliche Muskeln, Sehnen, Bänder und Gelenke im Körper, strafft das Rückgrat, sorgt für eine bessere Körperhaltung und regt den Kreislauf an. Wie bei allen Sportarten, die im oder nahe am Wasser ausgeübt werden, ist die Sauerstoffaufnahme wesentlich höher als etwa auf Laufstrecken. Gasaustausch und Sauerstoffsättigung sind dadurch optimal, was dem Stoffwechsel, dem Kreislauf und allen Organen zugute kommt.

Den eigenen Glücks-Code entdecken

Altern hat wenig mit dem Wandkalender zu tun, vor allem das Potenzial der Gehirn- und Nervenzellen, Glückshormone zu produzieren, bleibt bis ans Lebensende ungebrochen. Das Entdecken der inneren Glückskräfte ist eine wundervolle Erfahrung. Man muss lediglich alles meiden, was die körpereigene Synthese von stimmungsaufhellenden Botenstoffen hemmt. Andererseits sorgen gesunde Ernährung, mehr Schlaf und Bewegung für eine meist ungebrochene Produktion von Glückshormonen.

- Serotonin ist ein Neurotransmitter, der beruhigt und aus dem Gefühl inneren Friedens heraus glücklich macht. Außerdem molekulare Vorstufe für die Produktion des Schlafhormons Melatonin in der Zirbeldrüse.
- Dopamin wird ebenfalls in Gehirn- und Nervenzellen synthetisiert, sorgt für Harmonie und innere Ausgeglichenheit.
- Hingegen ist Noradrenalin der Nervenstoff, der euphórisierend wirkt, ähnlich einer körpereigenen Rauschdroge.

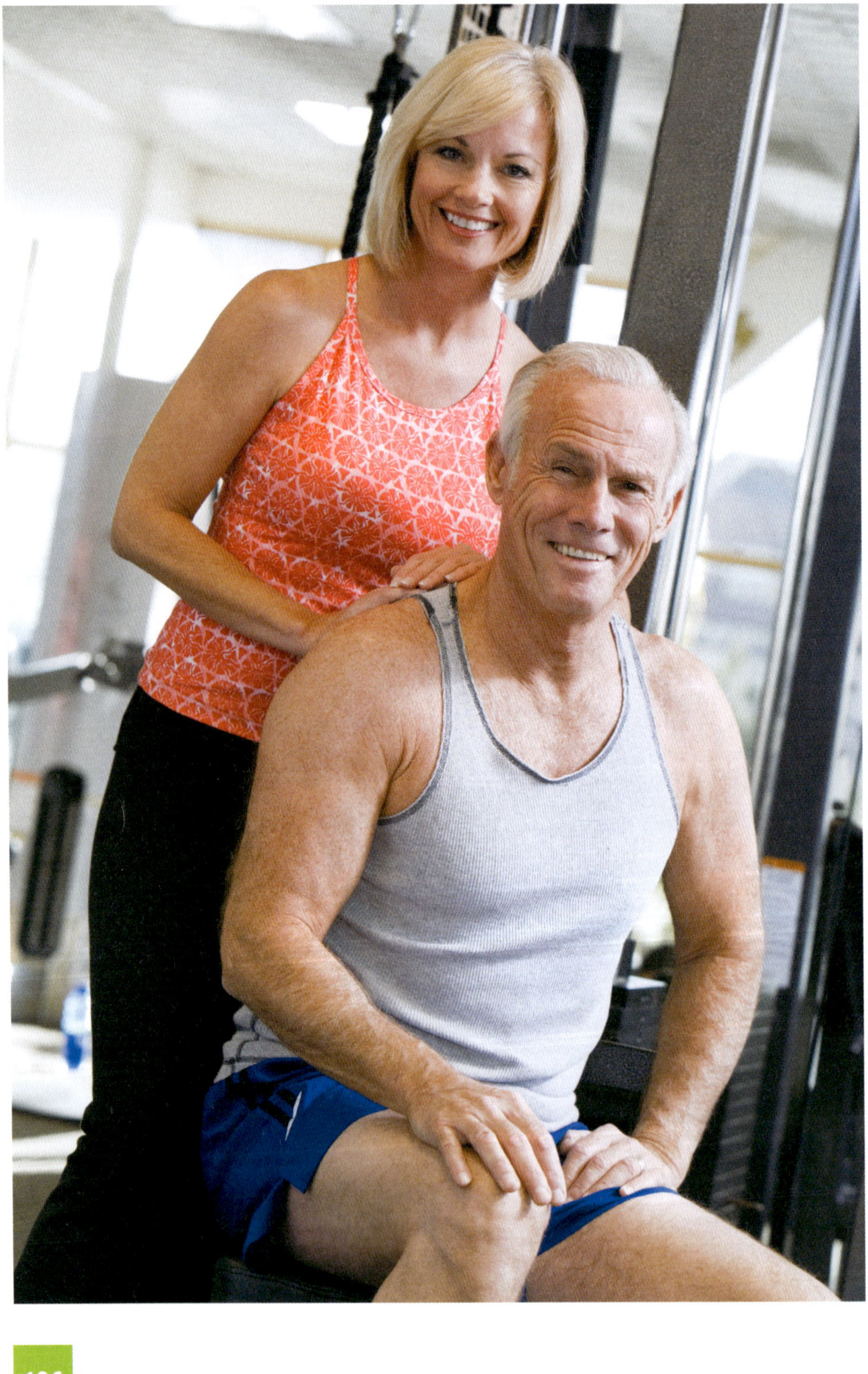

- Darüber hinaus gibt es Dutzende weiterer Hormone und Neuropeptide, die an der körpereigenen Produktion von Gute-Laune-Substanzen beteiligt sind. Wichtig zu wissen: Depressive Verstimmungen, Lustlosigkeit, Verzagtheit, Pessimismus, Angstgefühle und Panik sind fast immer Folge einer eingeschränkten Synthese von Nervenstoffen.
- Junge Menschen stellen mehr aufputschendes Noradrenalin her, ein natürliches Stimulanz bei der Partnersuche, somit Antrieb für die Fortpflanzung. Mit zunehmendem Alter versiegt die Noardrenalin-Produktion mehr und mehr, dafür wird mehr Serotonin und Dopamin erzeugt, Stoffe für innere Heiterkeit und Ausgeglichenheit.

Die wichtigsten so genannten Neurotransmitter werden aus nur einer einzigen Aminosäure, also aus nur einem Eiweißbaustein synthetisiert, Serotonin aus Tryptophan, Dopamin und Noradrenalin aus Phenylalanin bzw. dessen Stoffwechselprodukt Tyrosin. Deshalb werden sie von Wissenschaftlern auch als Monoamine bezeichnet. Dies beweist gleichzeitig, wie bedeutsam für die Natur optimistische und lebensfrohe Menschen sind. Denn nur die können sich in der Gesellschaft in idealer Weise durchsetzen, bringen den dafür nötigen Spaß am Alltagsstress mit. Gute Laune bis ins hohe Alter: So lautet das Motto für ein Leben reich an Glückshormonen.

DAS GEHEIMNIS DER GLÜCKSHORMONE

- Diese kleinen Eiweißmoleküle dienen in erster Linie gar nicht mal dazu, uns happy zu machen. Sondern sie wollen uns in Stresssituationen die nötige Zuversicht und Durchsetzungskraft vermitteln.
- Unsere rund 300 Milliarden Gehirnzellen saugen den ganzen Tag und auch nachts unermüdlich die für die Herstellung nötigen Protein-Rohstoffe aus dem Blut. Wenn wir dann in eine Situation geraten, in der wir uns freuen oder auch in der wir hoch konzentriert gegen Gefahren gewappnet sein müssen, synthetisieren diese Zellen innerhalb Zehntelsekunden enorme Mengen an Neurotransmittern.
- Die werden dann in Neuronen an die so genannten Terminals in der aktiven Zone vorgelagert, das ist der Grenzbereich am Spalt, der sie von benachbarten Nervenzellen trennt. Dieser mit einer gelartigen Flüssigkeit aufgefüllte Spalt wird als Synapse bezeichnet. Über diese Synapse hinweg werden Glückshormone dann auf elektronischem Weg zur Nachbarzelle hinübergefunkt.
- Weil alle Gehirnzellen praktisch miteinander verbunden sind, kommt es so zu einem Hormonaustausch über Milliarden Neuronen hinweg. Daraus erklärt sich, dass uns oft eine süße heiße Flut von Glücksgefühlen durchströmt, wenn wir z. B. unvermutet einem geliebten Menschen begegnen oder eine erfreuliche Botschaft erhalten.
- Der Mechanismus der Neurotransmitter zählt zu den rätselhaftesten und gleichzeitig großartigsten Entwicklungen der Natur. Glück ist stets ein biologischer Vorgang, mit seinem Ursprung im Nervenstoffwechsel. Auf welche Weise freilich ein Anblick, eine Berührung, ein Kuss oder zärtliche Worte eine solche Flut an Glückssignalen auslösen können, bleibt Neurologen weiterhin ein Mysterium.

Vorsicht vor dem künstlichen Glück

Im Gegensatz zu den Hunzas oder den Menschen im Tal von Vilcabamba gibt es bei uns viele Frauen und Männer, die mit ihrem Leben unzufrieden sind. Ihnen fehlt das natürliche Maß an positiven Stimmungssignalen, das quasi ein Versprechen der Natur an jedermann ist. Aber weshalb sind bei uns so viele Menschen so niedergeschlagen, besorgt oder gar depressiv? Dafür gibt es zwei Gründe:

1) Ein Mangel an psychoaktiven Nährstoffen,
2) zuviel mentaler Stress, der Glückshormone bzw. deren Rohstoffe auffrisst.

Bei vielen Menschen kommt beides zusammen: Sie gönnen ihren Neuronen zu wenig Rohstoffe für die Produktion von Gute-Laune-Hormonen. Und ihre Lebensumstände plündern Nerven- und Gehirnzellen aus, weil die Reaktion auf Stressoren von früh bis spät die Bereitstellung von Neurotransmittern beansprucht. Belastet von familiären, finanziellen, emotionellen oder finanziellen Problemen, bricht die körpereigene Synthese von Stresshormonen – zumindest zeitweise – zusammen.

Von der Verzweiflung und dem Kummer vieler Zeitgenossen profitieren Pharmaunternehmen, die Psychopharmaka entwickeln, auf den Markt werfen und damit viel Geld verdienen. Diese Drogen täuschen oft trügerisch eine kurzfristige Euphorie vor, oder sie wirken besänftigend, lösen die Betroffenen aus der realen Welt und geleiten sie in eine Art innerer Isolation, in der sie von den Nöten und Problemen der Umwelt abgeschirmt sind. Wenn die Wirkung der meist rezeptpflichtigen Pillen, Kapseln oder Tabletten nachlässt, empfängt die reale Umwelt die Betroffenen mit umso brutalerer Gewalt.

DER SEROTONIN-MISSBRAUCH

- *Wenn diese winzigen, Freude spendenden Moleküle in erheblichen Mengen an den synaptischen Spalt zwischen Nervenzellen transportiert werden, senden sie wie Leuchttürme Glückssignale zu ihren benachbarten Brüdern und Geschwistern. Auf diese Weise entsteht über das neuronale Netzwerk im Gehirn das Gefühl von Lebensfreude und Entzücken. Bereits der Anblick einer hübschen Blume am Wegrand kann eine solche Glücksbotschaft auslösen.*
- *Freilich verbrauchen sich Serotonin-Moleküle dabei rasch, und die Hochstimmung lässt nach. Wir wissen ja alle, dass sich Glück auf Dauer nicht konservieren lässt. Die restlichen Serotonin-Partikel oder deren Überreste werden in der Nervenzelle eingesammelt und in Vesikel transportiert, kleine Säckchen, in denen neue Serotonin-Moleküle synthetisiert werden.*
- *Dieser unendlich sensitive Mechanismus funktioniert bei gesund lebenden Menschen ausgezeichnet. Wenn jedoch Serotonin Mangelware ist, kann man sich nicht richtig freuen, der Alltag wird oft unerträglich, man neigt zu depressiven Verstimmungen oder gar Angst.*
- *Findige Laborwissenschaftler haben jedoch einen Weg gefunden, Betroffenen aus dem Dilemma zu helfen, und zwar mit so genannten Serotonin-Wiederaufnahmehemmern. Die sorgen dafür, dass Reste dieser Glück spendenden Neurotransmitter im Terminal (praktisch unter Zwang) an der aktiven Zone des Neurons verbleiben, also nicht ins Innere der Nervenzelle, in die Speicher- und Produktions-Vesikel zurückgeführt werden.*
- *Auf diese Weise werden die letzten Glücksboten ausgequetscht, man bleibt vielleicht noch für einige Stunden zuversichtlich und froh – ehe am Ende der Nervenstoffwechsel zusammenbricht, Verzweiflung und Ängste umso mehr überhand nehmen.*

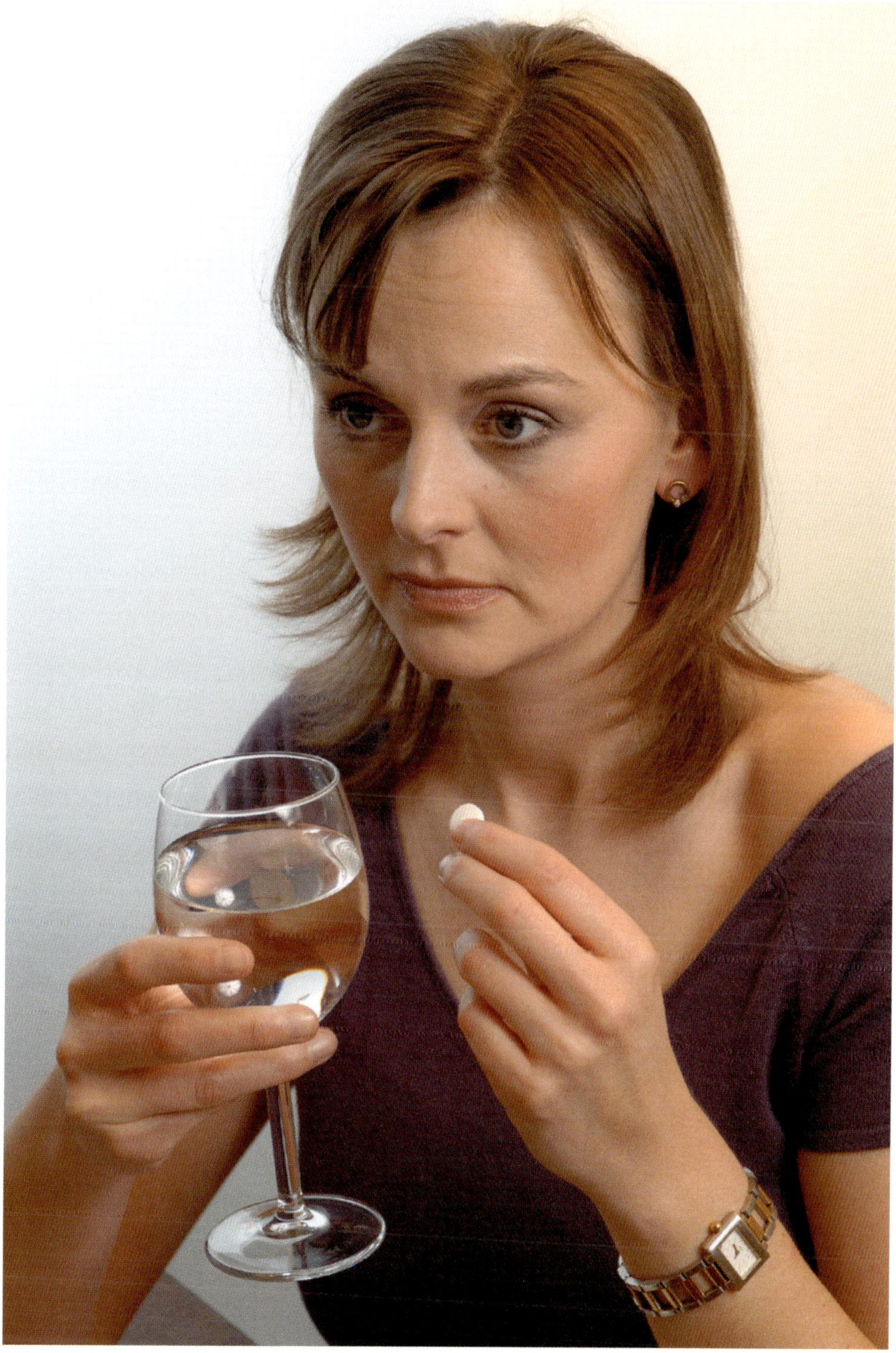

Blutzucker macht glücklich

Wie alle anderen chemischen Reaktionen in unserem Körper ist auch die Übertragung von Glückshormonen auf ausreichend Energie angewiesen. Die entsteht in Mitochondrien, bakterienkleinen Brennkammern im Innern der Gehirn- und Nervenzellen. Damit das Energiefeuer richtig schön lodert, ist Sauerstoff nötig, nicht anders als in einem Kohleofen. Sauerstoff gibt es aber nur an der frischen Luft, also nicht in verschlossenen Räumen mit schalldicht versiegelten Fenstern. In Sachen Lebensfreude und Optimismus sind demnach all jene Menschen im Vorteil, die sich viel im Freien aufhalten und frische Luft einatmen.

Die Glücksenergie selbst entsteht beim Verbrennen von Glukose, dem Blutzucker. Weil Neuronen sekundenschnell auf Stressfaktoren reagieren müssen, benötigen sie einen Energierohstoff, der unverzüglich auflodert. Der Verbrennungsprozess von Fettsäuren dauert zu lange, um z. B. einer spontanen Gefahrensituation hellwach zu begegnen. Je mehr wir unter Stress stehen, desto mehr Blutzucker verheizen unsere Neuronen, bei einem Mangel an Glukose können unsere Gehirnzellen nicht mehr ausreichend für Konzentration und mentale Dynamik sorgen.

Ausreichend mit Blutzucker versorgt ist unser Gehirn bei Glukose-Konzentrationen zwischen 85 und 105 Milligramm Blutzucker pro Deziliter Blut. Dann haben wir genügend Energierohstoff, um dem Tagesstress freudig und kraftvoll zu begegnen. Je weiter die Glukosewerte absinken, desto schlechter geht es uns mental. Bei Werten um 70 fühlen wir uns unruhig, nervös, bei Konzentrationen um 60 gereizt und müde. Sinkt der Blutzuckerspiegel auf die Marke 50, kommen depressive Verstimmungen hinzu, ab 40 am Ende Angstempfindungen oder gar Panik bzw. ein Nervenzusammenbruch. Menschen unter Stress haben oft schon am Vormittag ihre gesamten Blutzuckerreserven verheizt, quälen sich dann nur noch über den Tag.

GUTE LAUNE KANN MAN ESSEN

- *Die besten Glukose-Lieferanten sind komplexe Kohlenhydrate in Vollkornprodukten, Naturreis, Hülsenfrüchten, Gemüse und Obst. Die darin enthaltenen Glukose-Moleküle sind in den Pflanzenzellen fest verpackt, werden demnach in Magen und Darm in einem oft Stunden währenden Verdauungsprozess freigesetzt und dem Blut und den Gehirnzellen zugeführt. So kommt es zu einem steten Zustrom an Energienahrung für unsere Neuronen.*
- *Mit schnell löslichen Kohlenhydraten, etwa in Pasta, weißem polierten Reis, in Süßem oder süßen Getränken kann unser Gehirn hingegen wenig anfangen. Die werden im Blut zu schnell abgebaut, dadurch sinken die Glukosewerte rasch ab, anstatt mental fit und vital werden wir müde, lustlos, pessimistisch und verhalten uns defensiv in Stresssituationen.*
- *Gereiztheit ist unmittelbare Folge von Glukosemangel im Blut. Bei einem Defizit an Blutzucker öffnen sich nämlich unter dem Einfluss von Stresshormonen wie Glukagon und Adrenalin die so genannten Glykogen-Speicher in der Leber, das Glukose-Notreservoir. Wenn Blutzucker fehlt, baut der Organismus instinktiv ein aggressives Verhalten auf, um dem Gehirn mehr Glukose zuzuführen.*
- *Streit, Partnerschaftsprobleme usw. sind demnach nicht selten Folge von zu niedrigen Glukosewerten. Zuviel Süßes und helle Mehlprodukte lassen zwangsläufig Blutzuckerkonzentrationen in den Keller sinken. Unbeherrschtheit, Gereiztheit sind die Folge. Moderne Biopsychologen sind der Meinung, dass ein Großteil aller Scheidungen und Trennungen durch Fehlernährung verursacht wird, die bei Naturvölkern weitgehend unbekannt ist.*

Nervenfutter Omega

Überall in unserem Körper befeuern Neuronen über elektrische Signale Stoffwechselprozesse, im Gehirn ebenso wie z. B. in den Muskeln, wo Motoneuronen im Minivoltbereich Reflexe und Bewegungen stimulieren. Wo Strom fließt, muss natürlich vernünftig isoliert werden, deshalb sind Stromleitungen stets sorgfältig mit Isoliermaterial umpackt, so z. B. überall in unserem Haushalt, mit Gummi, Kunststoff, Porzellan oder anderen Stoffen. Verständlich, dass unsere Nervenzellen als Vermittler elektrischer Reizsignale ebenfalls isoliert sein müssen. Sie sind umwickelt mit einer ölig-feuchten so genannten Myelin-Schicht, die aus äußerst sensiblen ungesättigten Fettsäuren besteht, aus Phospholipiden, Phosphatidyl-Cholin, Cholesterin und anderen Lipiden. Die Nervenzellen von Tieren in freier Natur und auch die von unseren Kindern (bzw. von allen Menschen, die sich gesund ernähren) sind mit bis zu 100 Lagen solcher Schichten umwickelt. Dies beruhigt die Nerven, auch in stressigen Ausnahmesituationen. Aus dem sicheren Gefühl nervlicher Robustheit und Entspannung heraus lassen sich die täglichen Herausforderungen gut meistern.

Äußerlich alt wird man, wenn das Bindegewebe unter der Haut zusammenbricht, so etwa bei Eiweißmangel aufgrund von Fehlernährung. Kollagen bildet immerhin 25 Prozent der Protein-Reserven im Körper. Wer vorwiegend von Pizza, Curry-Wurst mit Pommes und Majo, ausgelaugtem Dosengemüse oder Fertigprodukten aus der Mikrowelle lebt, dessen Kollagen-Depots werden unter dem gnadenlosen Zugriff des eigenen Stoffwechsels ausgeplündert. Dann wird die Haut dünn, faltig, schlecht durchblutet. Das mentale Pendant dazu bilden die Myelin-Schutzschichten der Neuronen. Von gesättigten Fettsäuren in Hackfleisch, fettem Käse oder

Chicken-Nuggets können die sich nicht regenerieren. Sie brauchen und erwarten das Kostbarste, was die Natur an Fettsäuren zu bieten hat: mehrfach ungesättigte Omega-Säuren. Aus ihnen entstehen die Lipid-Polster der Gehirn- und Nervenzellen, sie versorgen uns mit kräftigen Nerven und mentaler Kraft.

DIE PFLANZLICHEN JUNGMACHER

- *Sträucher, Blumen, Gemüse oder Früchte synthetisieren Omega-Fettsäuren für ihre eigenen sensiblen Stoffwechsel. Sie geben diese wertvollen Lipide als Geschenk aus dem Garten der Natur an uns weiter.*
- *„Omegas" wie Linol-, Linolen- oder Eicosapentaensäuren sind essenziell, das heißt, wir können sie in unserem eigenen Stoffwechsel nicht produzieren, sondern müssen sie unbedingt mit der Nahrung aufnehmen.*
- *Alpha-Linolensäure wird in Thylakoid-Membranen grüner Pflanzenblätter hergestellt, gilt unter modernen Bio-Science-Wissenschaftlern als einer der bedeutenden Jungmacher der Natur. Auch Samen, Kerne, Keime und Nüsse sowie Pflanzenöle sind reich an dieser Fettsäure.*
- *Je mehr Kohlenstoffatome sich in einer Omega-Fettäure anreichern, desto lebendiger wirkt sie in unserem Stoffwechsel. Typisch dafür sind die Eico- und die Docosapentaensäure mit 20 bzw. 22 Kohlenstoffatomen. Sie zählen zu den geheimnisvollsten und gleichzeitig hochwertigsten Molekülen, die die Natur seit Beginn der biologischen Evolution entwickelt hat. Sie sind allerdings verletzlich, werden von freien Radikalen rasch zerstört. Wertvolle Pflanzenöle müssen deshalb in dunklen Flaschen und möglicherweise auch im Kühlschrank aufbewahrt werden.*
- *Diese „Eicos" und „Docos" wirken im Grenzbereich zwischen körperlichem Stoffwechsel und mentalem Bewusstsein. Sie isolieren*

nicht nur Neuronen, sondern tragen aktiv zur Reizübermittlung von Glückshormonen bei, wirken also teilweise selbst als Neurotransmitter und Vermittler guter Laune und Glücksimpulsen.

- *Empfehlenswerte Nahrungsergänzung oder auch Nerven-Snack ist Soja-Lezithin mit 40 Prozent Cholin-Anteil aus dem Reformhaus. Cholin befeuert so genannte cholinerge Neuronen im Vagus-Nerv, dem größten Nerv in unserem Verdauungstrakt, stimuliert somit die Verdauung. Gleichzeitig ist Cholin Rohstoff für den Neurotransmitter Acetylcholin, der in Gehirnzellen für Konzentration sorgt und mentalen Altersprozessen, wie z. B. dem Abbau von Neuronen, vorbeugt. Ebenfalls ideal für mehr verjüngende Omegas: In der Küche Pflanzenöle verwenden (nicht zu sehr erhitzen!), dafür weniger Butter, Margarine oder harte Fette.*

Vollkorn als Happy-Macher: Die besten Glukose-Spender

- Weizen
- Roggen
- Dinkel
- Hafer
- Gerste
- Bulgur
- Buchweizen
- Grünkern
- Couscous
- Polenta
- Graupen
- Hirse

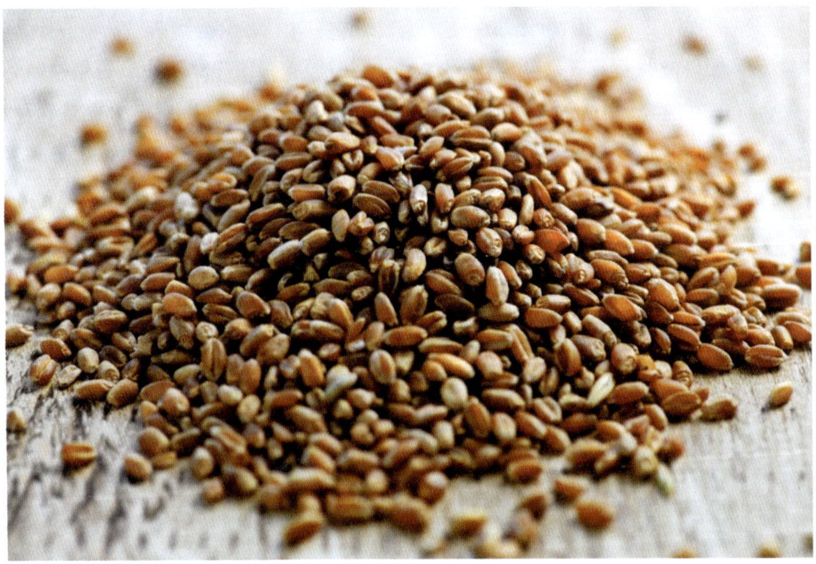

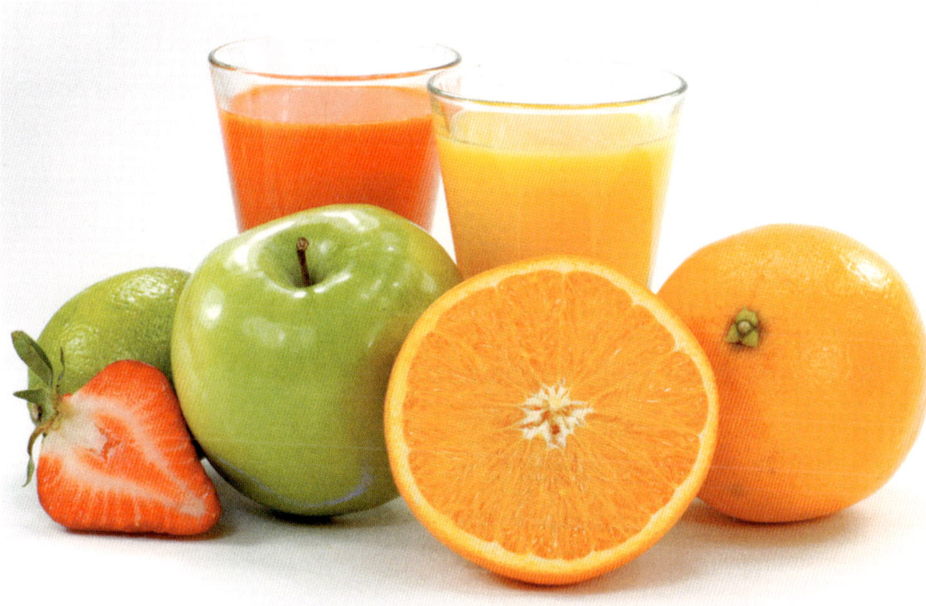

Natürlich jung bleiben: Der Ernährungsplan

Frühstück

Nachts, während wir träumen, knabbert unser Stoffwechsel unablässig an den Nährstoffreserven, die ihm das Blut serviert. Die sind dann morgens natürlich weitgehend aufgebraucht – und es wird Zeit für die erste Mahlzeit des Tages. Weil wir ja schon am Vormittag meist gehörig unter Stress stehen, muss unser Frühstück reich an Vitaminen, Spurenelementen, Eiweiß und Glukose sein. Obst und Rohkost sind dafür der beste Lieferant. Sie sorgen für einen beschleunigten Transport von Biostoffen aus dem Darm übers Blut zu unseren hungrigen Körperzellen.

Viele Menschen werden dick und womöglich auch krank, weil sie den kleinen Hunger zwischendurch mit ungesunden Zwischenmahlzeiten stillen. Dies ist schade, denn es sind gerade die Fett fressenden Snacks, die für einen lebendigen Stoffwechsel und für weniger Bauchspeck sorgen. Auch die Mittag- und Abendmahlzeiten sollten aus kerngesunden Nahrungsmitteln zusammengestellt werden. Das Rezept lautet: alles weglassen, was dem Organismus schadet – dafür den Stoffwechsel mit naturbelassenen Lebensmitteln in Schwung bringen.

10 kerngesunde Frühstücksideen

1) Vollkorntoast mit Butter, Tomaten- und Gurkenscheibchen, Oliven, Ziegen- und Schafskäse
2) Banane mit Milch verquirlt, Honig oder Ahornsirup, dazu ein Esslöffel Samen oder Kerne
3) Halbe Avocado mit Zitronensaft, Pfeffer und Salz zerquetscht, dazu Vollkorn-Baguette
4) Kleine Obstschale mit Apfel- oder Birnenstückchen, halbe Kiwi, Beeren, Nüsse, Sahne mit Ahornsirup
5) Kräuterkäse mit Tomate, Butter, Mehrkornbrot
6) Hafer-Müsli gewärmt mit Rosinen, Orangenstückchen und Joghurt
7) Kleine Schale süßer Milchreis mit Vanille und Schokostreusel
8) Tofu-Würstchen gebraten mit Senf und Vollkorntoast
9) 2 kleine Vollkorn-Crepes mit Rosinen, Pistazien und Ahornsirup
10) Pumpernickel mit Butter, Magerkäse, Kümmel, Paprika und Salz

Ideale Getränke: Kräutertee, Milch, Buttermilch, Gemüsesaft. Erlaubt sind aber auch Kaffee oder schwarzer Tee mit etwas Sahne und Zucker.

10 Fit & Schlank-Snacks

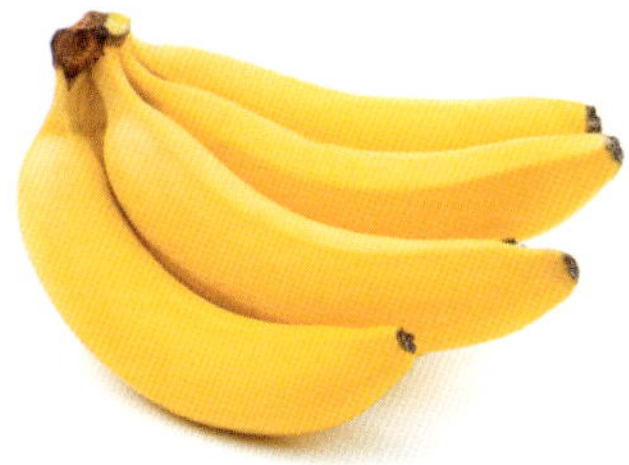

1) Banane
2) Bunter Obstsalat
3) Studentenfutter
4) Datteln, Feigen
5) Trockenfrüchte
6) Quark mit Apfelstückchen, Zimt und Honig
7) Tomate mit Kräuterkäse gefüllt, Vollkorntoast
8) Handvoll Nüsse
9) Geraspelte Karotte mit Pflanzenöl, Zitronensaft, Salz, Pfeffer
10) Apfelreis, mit Ahornsirup gesüßt

Mittags & abends: Gemüse hält jung

Blatt- und Stängelgemüse

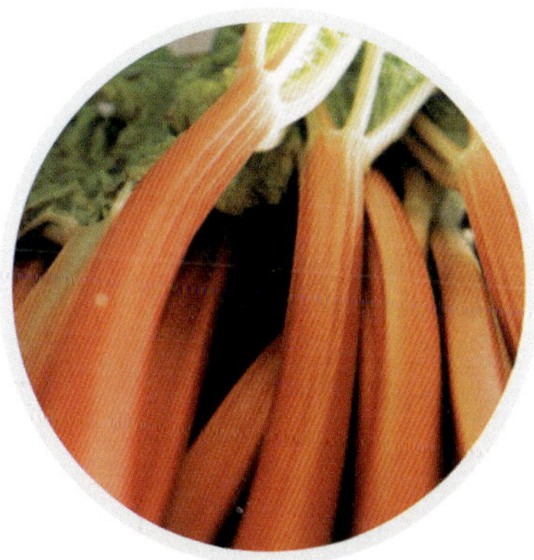

- Artischocken
- Wirsing
- Weiß- und Rotkohl
- Blumenkohl
- Rosenkohl
- Brokkoli
- Spinat
- Mangold
- Sellerie
- Fenchel
- Spargel
- Rhabarber

Knollengemüse

- Kartoffeln
- Zwiebeln
- Knoblauch
- Kohlrabi
- Porree
- Rettich
- Schwarzwurzel
- Karotten
- Rettich
- Radieschen

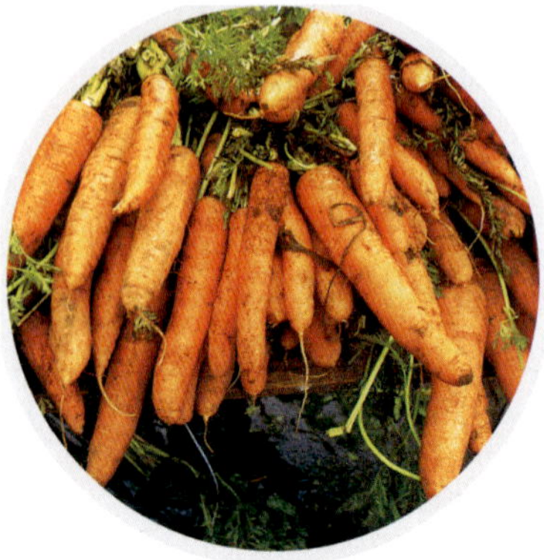

Fruchtgemüse

- Gurken
- Zucchini
- Kürbis
- Melone
- Mais
- Tomaten
- Paprika
- Auberginen

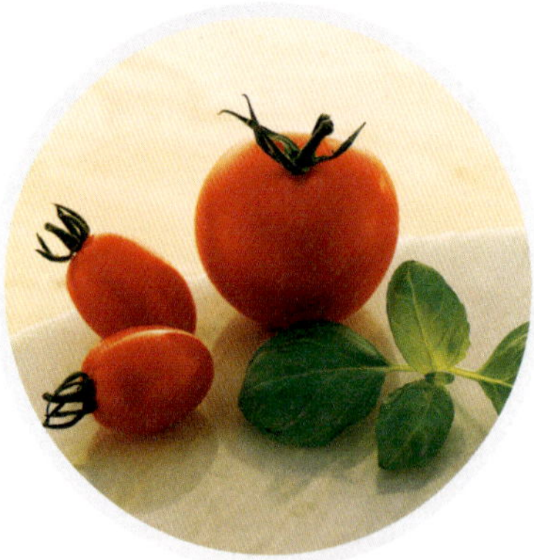

Salat

- Rucola
- Feldsalat
- Endivie
- Chicoree
- Kopfsalat

Hülsenfrüchte

- Linsen
- Bohnen
- Erbsen
- Sojabohnen

Pilze

- Morchel
- Champignon
- Butterpilz
- Birkenpilz
- Pfifferling
- Steinpilz

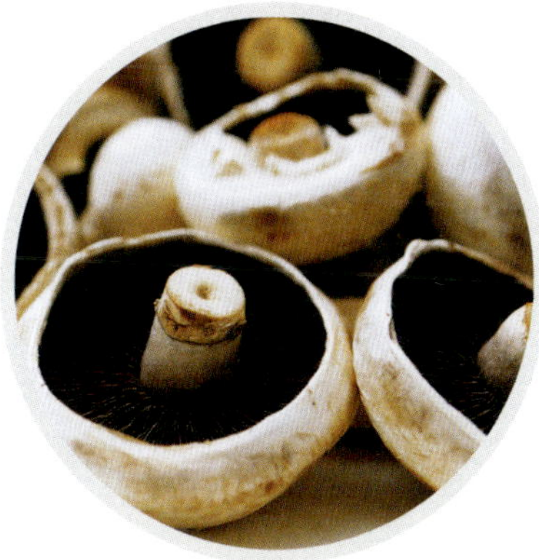

FINGER WEG! DIESE LEBENSMITTEL MACHEN ALT

- *Nudeln und andere Teigwaren aus hellem Mehl*
- *Polierter weißer Reis*
- *Pommes frites*
- *Brötchen, Weißbrot*
- *Kuchen, Torten, Süßgebäck*
- *Zucker*
- *Süßigkeiten, Schokolade, Pralinen*
- *Dosenkost, Fertig- und Mikrowellengerichte*
- *Fettes Fleisch, Hackfleisch, Wurst, fetter Schinken*
- *Pizza, Hamburger*
- *Majonäse, fette Dips und Dressings, fette Soßen*
- *Likör, Süßwein, Schnäpse*
- *Künstlich gesüßte Getränke*
- *Salzreiche Kost*

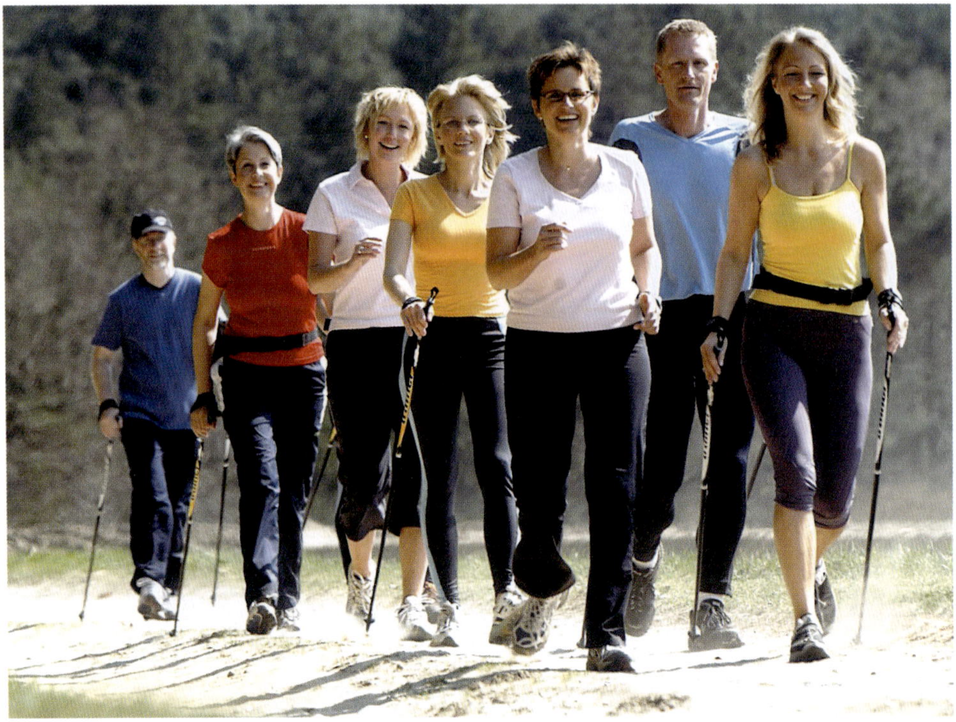

Jugendlichkeit ist ein Versprechen der Natur

In unseren rund 30.000 aktiven Genen stecken nicht nur unsere individuellen Erbanlagen, sondern auch jene, die die Natur der Spezies Mensch in ihrer langen biologischen Evolution mitgegeben hat. Diese Chromosomen-Teile programmieren die Ausprägung unserer menschlichen Eigenschaften, ebenso aber auch das Versprechen, dass unsere Körperzellen bis zum Lebensende jung und unversehrt sein können. Wie bereits erwähnt, kennt die Natur keine Küchenuhr und keinen Wandkalender, sie hat überhaupt keinen Zeitbegriff, entscheidet ausschließlich zwischen gut genährtem und geschütztem Gewebe und Zellen, die krank, welk und ausge-

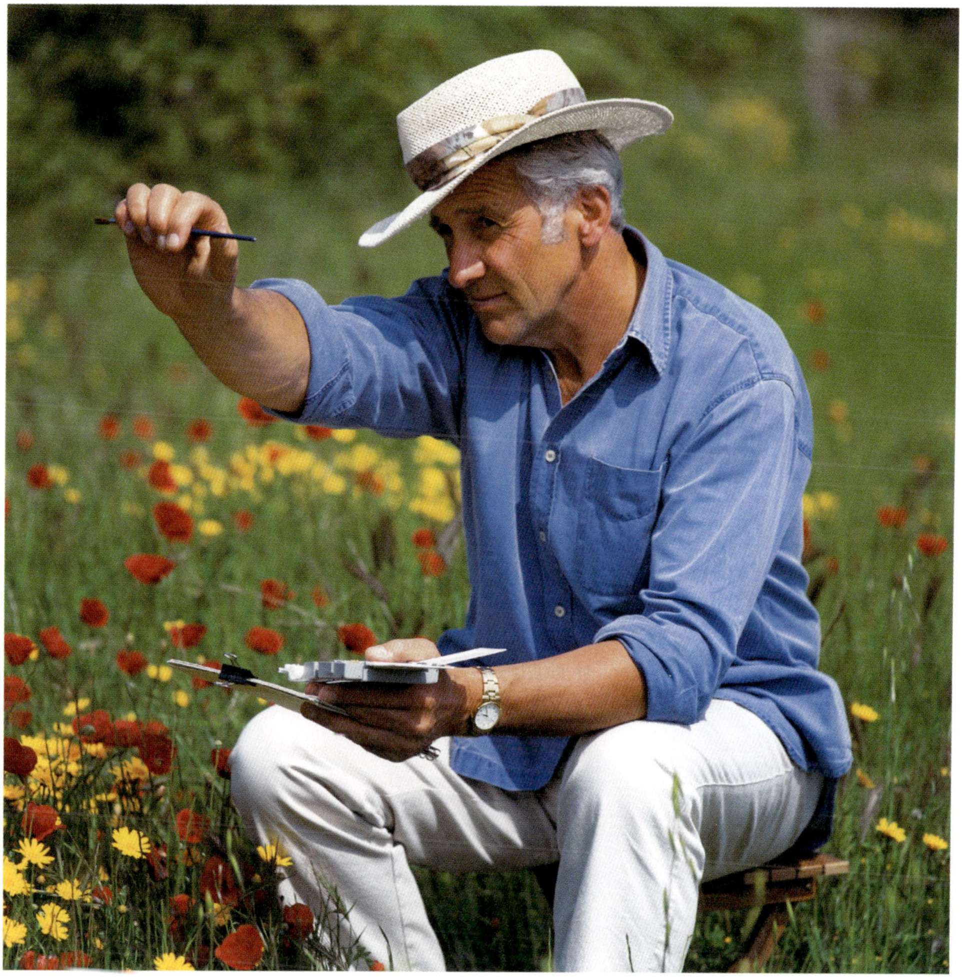

trocknet sind. Gleichzeitig bietet sie uns an, unsere biologische innere Uhr anzuhalten oder sogar zurückzudrehen. Dies funktioniert wiederum ganz einfach – mit den Mitteln und nach den unbestechlichen Rezepten der Natur. Kein Medikament, keine Schönheitscreme, keine Kur im Wellness-Studio und kein Beauty-Lifting kann uns verlorengegangene Jahre zurückgeben. Dies liegt einzig und allein im Vermögen der Natur. Sie lässt uns vorzeitig altern – bei Fehlernährung, Bewegungs- und Schlafmangel. Sie schenkt uns aber

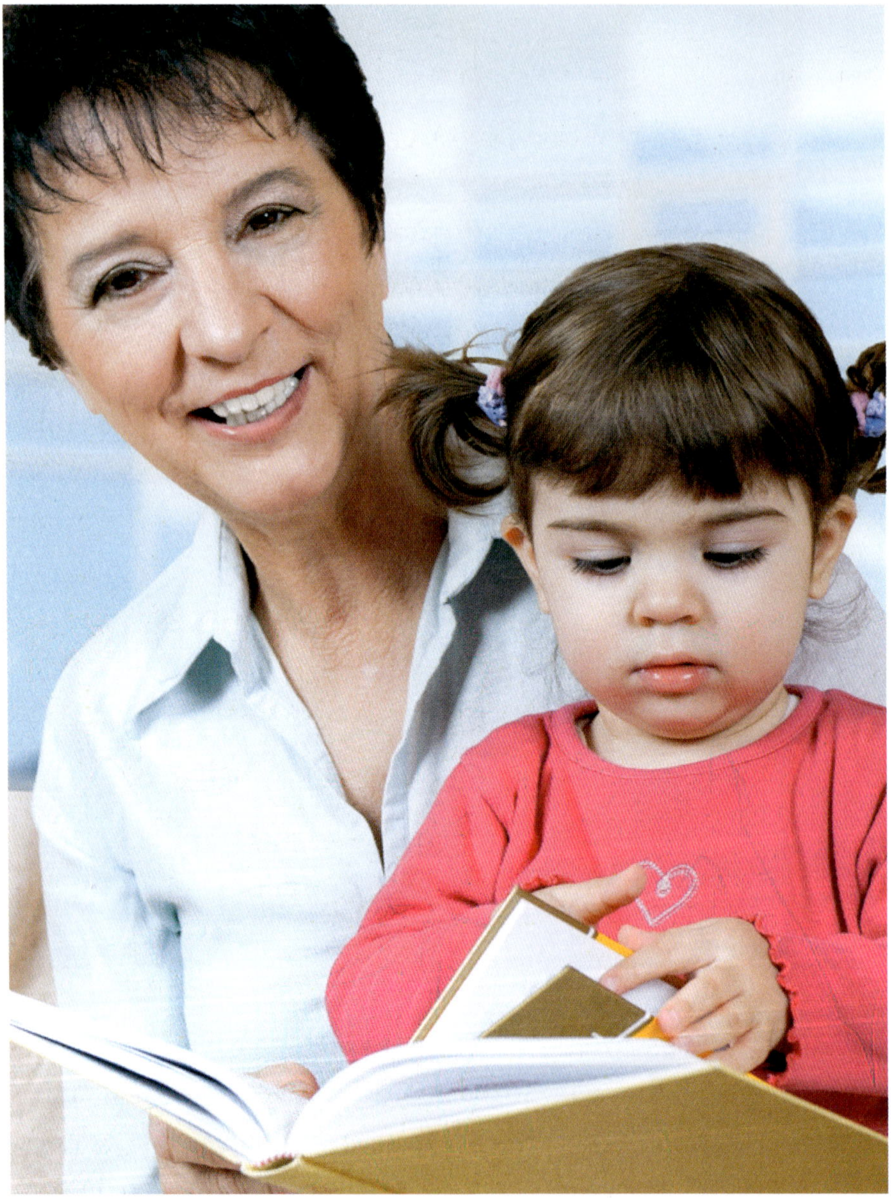

auch gerne verlorene Jahre zurück. Vorausgesetzt, wir verhalten uns nach ihren Millionen Jahre alten Gesetzen. Dann können wir ein Leben lang gesund und kreativ bleiben, uns unseren Hobbys widmen und gemeinsam mit unseren Kindern und Enkelkindern die Tage und Jahre auch im hohen Alter genießen.